古醫籍稀見版本影印存真文庫

外經微言

岐伯天師 傳 清·陳士鐸 述

中醫古籍出版社
Publishing House of Ancient Chinese Medical Books

图书在版编目（CIP）数据

外经微言 / 陈士铎述 . — 北京：中医古籍出版社，2015.9
（2024.2 重印）
（古医籍稀见版本影印存真文库）
ISBN 978-7-5152-0760-5

Ⅰ . ①外…　Ⅱ . ①陈…　Ⅲ . ①医经—中国—清代　Ⅳ . ① R22

中国版本图书馆 CIP 数据核字（2015）第 087891 号

古醫籍稀見版本影印存真文庫
外經微言　清・陳士鐸　述

責任編輯　張　磊
封面設計　張雅娣
出版發行　中醫古籍出版社
社　　址　北京市東城區東直門内南小街 16 號（100700）
電　　話　010-64089446（總編室）010-64002949（發行部）
網　　址　www.zhongyiguji.com.cn
印　　刷　北京市泰鋭印刷有限責任公司
開　　本　850mm × 1168mm　32 開
印　　張　11.25
字　　數　66 千字
版　　次　2015 年 9 月第 1 版　2024 年 2 月第 4 次印刷
書　　號　ISBN 978-7-5152-0760-5
定　　價　42.00 圓

國家古籍出版

專項經費資助項目

據天津市衛生職工醫學院圖書館藏清精抄本影印原書版框高二四四毫米寬一八零毫米

出版説明

中醫藥學是中華民族優秀傳統文化的重要組成部分，是我國醫學科學的特色，也是生命科學中具有自主創新優勢的領域。歷代存留下來的中醫典籍是我國寶貴的文化遺産，其承載着中華民族特有的精神價值、思維方法、想象力和創造力，是中醫藥科技進步和創新的源泉。對中醫古籍進行保護與整理，即是保護了我國全部古籍中的一個重要的組成部分。

《古醫籍稀見版本影印存真文庫》在全面調查現存古醫籍版本情況的基礎上，遴選出五十餘種具有較高學術價值、文獻價值的古醫籍，對其稀見的版本進行搶救性地挖掘整理，其内容涵蓋中醫臨床内、外、婦、兒、針灸、五官各科及基礎理論等領域。這些版本多爲亟待搶救的瀕危版本、珍稀版本、孤本、善本，或者曾經流傳但近幾十年來世面上已很難見到的版本，屬於讀者迫切需要掌握的知識載體，具有較大的出版價值。爲方便讀者閲讀與使用，本叢書整理者對所遴選古籍的版本源流及存世狀況進行了考辨，撰寫了提要，簡介了作者生平，評述了著作的學術價值；爲避免在整理過程中出現各種紕漏，最大限度地保留文獻原貌，我社決定採用影印整理出版的方式。

此次所選書目具有兩個特點：一是以學術性和實用性兼顧爲原則，選擇凝結歷代醫藥學家獨到理論精粹及豐富臨床經驗的精品力作，突出臨證實用，并且充分注重各類中醫古籍的覆蓋面，除了喉科之外，其余各類均有涉及；二是選擇稀見版本，影印出版，不僅可以避免目前市場上古籍整理類書籍魚目混雜、貽誤后學之弊，而且能够完整地體現歷史文獻的真實和完整性，爲讀者研習中醫提供真實的第一手資料。該叢書對於保護和利用中醫藥古籍，發揚和傳承中醫藥文化，更好地爲中醫藥科研、臨床、教學服務具有重大的意義。

我社自二十世紀八十年代成立以來，陸續出版了大型系列古籍叢書，影印的有《中醫珍本叢書》《文淵閣四庫全書醫家類》《北京大學圖書館館藏善本醫書》《海外回歸中醫古籍善本集萃》《中醫古籍孤本大全》等，自出版后廣受學界和藏書機構歡迎。實踐證明，以影印爲基礎進行文獻開發，不僅符合學術研究和收藏需要，而且操作性更强，對促進文獻批露意義重大。

在編輯過程中，我們遵循《古醫籍稀見版本影印存真文庫》的編輯規範，進行了嚴格地查重，并查核原書，爲每種圖書制作了新的書名頁，重新編目，讓讀者一目了然。爲了讓讀者真真切切感受古籍的原汁原味，我們對前言和目録均採用繁體竪排形式。需要説明的是，所收珍本中有缺卷或缺頁的情況，由於這些珍本基本上没有復本，我們没有進行配補，僅作了相應的標注，也留下了些許遺憾，敬請廣大讀者諒解。

中醫古籍出版社

二零一五年九月

前言

《外經》之名，始見於《漢書·藝文志》，其書早佚。《外經微言》原題岐伯天師傳，陳士鐸述，為後人託名之作。撰者無可考。所見歷代公私藏書志均無著録。天津市衛生職工醫學院圖書館所藏之精抄本，為國內現知孤本，已有殘缺。其末朱題『嘉慶二十年靜樂堂書』。但與正文筆體殊異，疑係後人所書。考文中有不避清諱之處，抄本間似在清初。

本書共九卷、八十一篇，分述養生、經脈、臟腑、陰陽、五行、四時、運氣、病因、病機、治則等。所論與《内經》相承，但亦有很多不同之處，對於學術研究和理論探討，有一定的價值。其中也反映了一些道家的醫學思想，可作為參考。有些脱離實際的術語與觀點，須予分析鑒别。為搶救和保存行將失傳的珍本古籍，此次影印出版，未能變動原文。其中殘缺之處作了考證和補描。

中醫古籍出版社

目録

二卷

三卷

八卷

九卷

外經微言篇目

第一卷

陰陽顛倒篇

順逆探原篇

回天生育篇

天人壽夭篇

命根養生篇

救母篇

紅鉛損益篇

初生微論篇

骨陰篇

第二卷

媾精受妊篇

社生篇

第三卷

第六卷

寒热舒肝篇

外經微言一卷

岐伯天師傳

山陰陳士鐸號遠公又號朱華子述

陰陽顛倒篇

黃帝聞廣成子窈窈冥冥之旨嘆廣成子之謂天矣退而夜思尚有未獲遣鬼臾區問于岐伯天師　曰帝問至道于廣成子廣成子曰至道之精窈　冥冥至道之極昏昏默默無視無聽抱神以靜形將自正必靜必清無勞汝形無搖汝精無思慮營營乃可以長生目無所見

耳無所聞心無所知汝神將守汝形〻乃長生慎汝內
閉汝外多知為敗我為汝遂于大明之上矣至彼至陽
之原也為汝入于窈冥之門矣至彼至陰之原也天地
有官陰陽有藏慎守汝身物將自壯我守其一以處其
和故身可以不老也天師必知厥義幸明晰之岐伯稽
首奏曰大哉言乎非吾聖帝安克闡至道哉帝明知故
問豈欲傳旨于萬禩乎何心之仁也臣愚何足知之然
仁聖明問敢備述以闡窈冥者陰陽之謂也昏默者內
外之詞也視聽者耳目之語也至道無形而有形有形

而實無形無形藏于有形之中有形化于無形之內始能形與神全精與神合乎鬼臾區曰諾雖然師言微矣未及其妙也岐伯曰乾坤之道不外男女男女之道不外陰陽陰陽之道不外順逆順則生逆則死也陰陽之原即顛倒之術也世人皆順生不知順之有死皆逆死不知逆之有生故未老先衰矣廣成子之教示帝行顛倒之術也鬼臾區贊曰何言之神乎雖然請示其原岐伯曰顛倒之術即採陰陽之原乎窈冥之中有神也玄默之中有神也視聽之中有神也採其原而守神精不

揺矣探其原而保精神不馳矣精固神全形安能敝乎
鬼臾區覆奏帝前帝曰俞哉載之外經傳示臣工使共
闢至道同遊于無極之野也
陳士鐸曰此篇帝問而天師荅之乃首篇之論也問
不止黃帝而荅止天師者帝引天師之論也帝非不
知陰陽顛倒之術明知故亦欲盡人皆知廣成子之
教也

順逆探原篇

伯高太師問于岐伯曰天師言顛倒之術即探陰陽之原也其旨奈何岐伯不答再問曰唯〻三問岐伯嘆曰吾不敢隱矣夫陰陽之原者即生剋之道也顛倒之術者即順逆之理也知顛倒之術即可知陰陽之原矣伯高曰陰陽不同也天之陰陽地之陽陰人身之陰陽男女之陰陽何以探之哉岐伯曰知其原亦何異哉伯高曰請顯言其原岐伯曰五行順生不生逆死不死生而不生者金生水而剋水〻生木而剋木〻生火而剋火

火生土而剋土土生金而剋金此害生于恩也死而不死者金剋木而生木木剋土而生土土剋水而生水水剋火而生火火剋金而生金此仁生于義也夫五行之順相生而相剋五行之逆不剋而不生逆之至者順之至也伯高曰美哉言乎然何以逆而順之也岐伯曰五行之順得土而化五行之逆得土而神土以合之土以成之也伯高曰余知之矣陰中有陽殺之內以求生乎陽中有陰生之內以出死乎余與帝同遊于無極之野也岐伯曰逆而順之必先順而逆之絕慾而毋為邪所

侵也守神而毋為境所移也練氣而毋為物所誘也保精而毋為妖所耗也服藥餌以生其津慎吐納以添其液慎勞逸以安其髓節飲食以益其氣其庶幾乎伯高曰天師教我以原者全矣岐伯曰末也心死則身生死心之道即逆之之功也心過死則身亦不生生心之道又順之之功也順而不順始成逆而不逆乎伯高曰誌之矣敢忘秘誨哉

陳士鐸曰伯高之問亦有為之問也順中求逆逆處求順亦死鬼之門也今柰何求生於順乎於順處求

生不若於逆處求生之為得也

回天生育篇

雷公問曰人生子嗣天命也豈盡非人事乎岐伯曰天命居半人事居半也雷公曰天可回乎岐伯曰天不可回人事則可盡也雷公曰請言人事岐伯曰男子不能生子者病有九女子不能生子者病有十也雷公曰請晰言之岐伯曰男子九病者精寒也精薄也氣餒也痰盛也精澀也相火過旺也精不能射也氣鬱也天厭也女子十病者胞胎寒也脾胃冷也帶脈急也肝氣鬱也痰氣盛也相火旺也腎水衰也任督病也膀胱氣化不

行也氣血虛而不能攝也雷公曰然則治之奈何岐伯曰精寒者溫其火乎精薄者益其髓乎氣餒者壯其氣乎痰盛者消其涎乎精濇者順其水乎火旺者補其精乎精不能射者助其氣乎氣鬱者舒其氣乎天厭者增其勢乎則男子無子而可以有子矣不可徒益其相火也胞胎冷者溫其胞胎乎脾胃冷者煖其脾胃乎帶脉急者緩其帶脉乎肝氣鬱者開其肝氣乎痰氣盛者消其痰氣乎相火旺者平其相火乎腎水衰者滋其腎水乎任督病者理其任督乎膀胱氣化不行者助其腎氣

以益膀胱乎氣血不能攝胎者益其氣血以攝胎乎則女子無子而可以有子矣不可徒治其胞胎也雷公曰天師之言真回天之法也然用天師法男女仍不生子柰何岐伯曰必夫婦德行交虧也修德以宜男豈虛語哉

陳士鐸曰男無子有九女無子有十似乎女多於男也誰知男女皆一乎知不一而一者大約健其脾胃為主脾胃健而腎亦健矣何必分男女哉

天人壽夭篇

伯高太師問岐伯曰余聞形有緩急氣有盛衰骨有大小肉有堅脆皮有厚薄可分壽夭然乎岐伯曰人有形則有氣有氣則有骨有骨則有肉有肉則有皮形必與氣相合也皮必與肉相稱也氣血經絡必與形相配也形充而皮膚緩者壽形充而皮膚急者夭形充而脈堅大者氣血之順也順則壽形充而脈小弱者氣血之衰也衰則危形充而顴不起者肉勝于骨也骨大則壽骨小則夭形充而大肉䐃堅有分理者皮勝于肉也肉疎

則夭肉堅則壽形充而大肉無分理者皮僅包乎肉也肉厚壽肉脆夭此天生人不可強也故見則定人壽夭即可測人生死矣少師問曰誠若師言人之壽夭天定之矣無豫于人乎岐伯曰壽夭定于天挽回天命者人也壽夭聽于天戕賊其形骸瀉泄其精髓耗散其氣血不必至天數而先夭者天不任咎也少師曰天可回乎岐伯曰天不可回而天可節也節天之有餘補人之不足不亦善全其天命乎伯高太師聞之曰岐天師真善言天也世人賊天之不足烏能留人之有餘哉少師曰

伯高非知在人之天者乎在天之天難回也在人之天易延也吾亦修吾之天以全天命乎

陳遠公曰天之天難延人之天易延亦訓世延人之天也伯高之論因 天師之教而推廣之不可重天師而重伯高也

命根養生篇

伯高太師復問岐伯曰養生之道可得聞乎岐伯曰愚何足以知之伯高再問岐伯曰人生天地之中不能與天地並久者不體天地之道也天錫人以長生之命地錫人以長生之根天地錫人以命根者父母予之也合父母之精以生人之身則精即人之命根也魂魄藏于精之中魂屬陽魄屬陰魂趨生魄趨死夫魂魄皆神也凡人皆有神内存則生外遊則死魂最善遊由于心之不寂也廣成子謂抱神以靜者正抱心而同寂也伯高

曰：夫精者，非腎中之水乎？水性主動，心之不寂者，不由于腎之不靜乎？岐伯曰：腎水之中有真火在焉，水欲下而火欲升，此精之所以不靜也。精一動而心搖搖矣。然而制精之不動，仍在心之寂也。伯高曰：吾心寂矣，腎之精欲動，柰何？岐伯曰：水火原相須也，無火則水不安，無水則火亦不安。制心而精動者，由于腎水之涸也。補先天之水以濟心，則精不動而心易寂矣。

陳遠公曰：精出於水，亦出于水中之火也。精動由于火動，火不動則精安能搖乎？可見精動由于心動也。

心動之極則水火俱動矣故安心為利精之法也

救母篇

容成問于岐伯曰：天癸之水男女皆有之何以婦人經水謂之天癸乎岐伯曰天癸水壬癸之水也壬水屬陽癸水屬陰二水者先天之水也男為陽女為陰故婦人經水以天癸名之其實壬癸未嘗不合也容成曰男子之精不以天癸名者又何故歟岐伯曰精者合水火名之水中有火始成其精呼精而壬癸之義已包于內故不以天癸名之容成曰精與經同一水也何必兩名之岐伯曰同中有異也男之精守而不溢女之經滿而必

溲也癸水者海水也上應月下應潮月有盈虧潮有往來女子之經水應之故潮汐月有信經水亦月有期也以天癸名之别其水爲癸水隨天運爲轉移耳容成曰其色赤者何也岐伯曰男之精陽中之陰也其色白女之經陰中之陽也其色赤况流于任脉通于血海血與經合而成濁流矣容成曰男之精虧而不溢者又何也岐伯曰女子陰有餘陽不足故滿而必溲男子陽有餘陰不足故守而不溢也容成曰味鹹者何也岐伯曰壬癸之水海水也海水味鹹故天癸之味應之容成曰女

子二七經行穉女不行經何也岐伯曰女未二七則任衝未盛陰氣未動女猶純陽也故不行經耳容成曰女過二七不行經而懷孕者又何也岐伯曰女之變者也名為暗經非無經也無不足無有餘乃女中最貴者終身不字行調息之功必長生也容成問曰媍女經水上應月下應潮宜月無愆期矣何以有至有不至乎岐伯曰人事之乖違也天癸之水生于先天亦長于後天也婦女縱慾傷任督之脉則經水不應月矣懷抱憂鬱以傷肝膽則經水閉而不流矣容成曰其故何也岐伯曰

人非水火不生火乃腎中之真火水乃腎中之真水也水火盛則經盛水火衰則經衰任督脉通于腎傷任督未有不傷腎者交接時縱慾泄精：傷任督之脉亦傷矣任督脉傷不能行其氣于腰臍則帶脉亦傷經水有至有不至矣夫經水者火中之水也水衰不能制火則火炎水降經水必先期至矣火衰不能生水則水寒火冷經水必後期至矣經水之愆期因水火之盛衰也容成曰肝胆傷而經閉者謂何岐伯曰肝藏血者也然又最喜踈泄胆與肝為表裡也胆木氣鬱肝木之氣亦鬱

矣木鬱不達任衝血海皆抑塞不通久則血枯矣容成曰木鬱何以使水之閉也岐伯曰心腎無晷不交者也心腎之交接責在胞胎亦責在肝胆也肝胆氣鬱胞胎上交肝胆不上交于心則腎之氣亦不交于心矣心腎之氣不交各臟腑之氣抑塞不通肝尅脾胆尅胃脾胃受尅失其生化之司何能資于心腎乎水火未濟肝胆之氣愈鬱矣肝胆久鬱反現假旺之象外若盛內實虛腎因子虛轉去相濟涸水而鬱火焚之木安有餘波以下減乎此木鬱所以水閉也鬼臾樞問曰氣鬱則血閉

血即經乎岐伯曰經水非血也鬼臾區曰經水非血何以血閉而經即斷乎岐伯曰經水者天一之水也出于腎經故以經水名之鬼臾區曰水出于腎色宜白矣何赤乎岐伯曰經水者至陰之精有至陽之氣存焉故色赤耳非色赤即血也鬼臾區曰人之腎有補無瀉安有餘血乎岐伯曰經水者腎氣所化非腎精所洩也女子腎氣有餘故變化無窮耳鬼臾區曰氣能化血各經之血不從之而泄乎岐伯曰腎化為經經化為血各經氣血無不隨之而各化矣是以腎氣通則血通腎氣閉則

血閉也鬼臾區曰然則氣閉宜責在腎矣何以心肝脾之氣鬱而經亦閉也岐伯曰腎水之生不由于三經腎水之化實關于三經也鬼臾區曰何也岐伯曰腎不通肝之氣則腎氣不能開腎不交心之氣則腎氣不能上腎不取脾之氣則腎氣不能成蓋交相合而交相化也苟一經氣鬱氣即不入于腎而腎氣即閉矣況三經同鬱腎無所資何能化氣而成經乎是以經閉者乃腎氣之鬱非止肝血之枯也倘徒補其血則鬱不宣反生火矣徒散其瘀則氣益微反耗精矣非惟無益而轉害之

也鬼臾區曰大哉言乎請勒之金石以救萬世之母乎
陳遠公曰一篇救母之文真有益於母者也講天癸
無餘義由于講水火無餘義也水火之不通半成於
人氣之鬱解鬱之法在於通肝胆也肝胆通則血何
閉哉正不必又去益腎也誰知肝胆不鬱而腎受益
乎鬱之害亦大矣

紅鉛損益篇

容成問曰：方士採紅鉛接命可為訓乎岐天師曰慎慾者採之服食延壽縱慾者採之服食喪軀容成曰人能慎慾命自可延何藉紅鉛乎岐伯曰紅鉛延景丹也容成曰紅鉛者天癸水也雖包陰陽之水火溢滿于外則水火之氣盡消矣何以接命乎岐伯曰公之言論天癸則可非論首經之紅鉛也經水甫出户輒色变獨首經之色不遽变者全其陰陽之氣也男子陽在外陰在内女子陰在外陽在内首經者坎中陽也以坎中之陽補

離中之陰益乎不益乎獨補男有益補女有損補男者陽以濟陰也補女者陽以亢陽也容成曰善

陳遠公曰紅鉛何益於人講無益而成有益者辨其既濟之理也誰謂方土非恃之以接命哉

初生微論篇

容成問曰：人之初生，目不能觀，口不能餐，足不能履，舌不能語，三月而後見，八月而後食，期歲而後行，三年而後言，其故何也？岐伯曰：人之初生，兩腎水火未旺也。三月而火乃盛，故兩目有光也。八月而水乃充，故兩齦有力也。期歲則髓旺而臏生矣。三年則精長而顖合矣。男十六天癸通，女十四天癸化。容成曰：男以八為數，女以七為數，予知之矣。天師于二八二七之前，內經何未言也？岐伯曰：內經首論天癸者，嘆天癸難生易喪也。男必至十六而天癸滿年未十六皆未滿之日也女必至十四而天癸盈年未十四皆未滿之日也既滿既盈又隨年俱耗示人宜守此天癸也容成曰男八八之後猶存女七七之後仍在似乎天癸之未盡也天師何以七八八之後不再言之歟岐伯曰予論常數耳常之數可定变之數不可定也予所以論常不論變耳

陳遠公曰人生以天癸為主有則生無則死也常变之說惜此天癸也二七二八之論亦可言而言之非不可言而不言也

骨陰篇

鳥師問于岐伯曰嬰兒初生無膝蓋骨何也岐伯曰嬰兒初生不止無膝蓋骨也顱骨耳後完骨皆無之鳥師曰何故也岐伯曰陰氣不足也陰氣者真陰之氣也嬰兒純陽無陰食母乳而陰乃生陰生而顱骨耳後完骨膝蓋骨生矣生則兒壽不生則夭鳥師曰其不生何也岐伯曰三骨屬陰得陰則生然亦必陽旺而長也嬰兒陽氣不足食母乳而三骨不生其先天之陽氣虧也陽氣先漓先天已居于缺陷食母之乳補後天而無餘此

三骨之所以不生也三骨不生又烏能延齡乎鳥師曰三骨缺一亦能生乎岐伯曰缺一則不全乎其人矣鳥師曰請悉言之岐伯曰顖門不合則腦髓空也完骨不長則腎宮虛也膝蓋不生則雙足軟也腦髓空則風易入矣腎宮虛則聽失聰矣雙足軟則顛仆多矣鳥師曰吾見三骨不全亦有延齡者又何故歟岐伯曰三者之中惟耳無完骨者亦有延齡然而疾病不能無也若顖門不合膝蓋不生吾未見有生者蓋孤陽無陰也

陳遠公曰孤陽無陰人則不生則陰為陽之天也無

陰者無陽也陽生于陰之中陰長于陽之外有三骨
者得陰陽之全也

媾精受姙篇 二卷

雷公問曰男女媾精而受姙者何也岐伯曰腎為作強之官故受姙而生人也雷公曰作強而何以生人也岐伯曰生人者即腎之技巧也雷公曰技巧屬腎之水乎火乎岐伯曰水火無技巧也雷公曰離水火又何以出技巧乎岐伯曰技巧成于水火之氣也雷公曰同是水火之氣何生人有男女之别乎岐伯曰水火氣弱則生女水火氣強則生男雷公曰古云女先泄精則成男〻先泄精則成女今曰水火氣弱則生女水火氣強則生

男何也岐伯曰男女俱有水火之氣也氣同至則技巧出焉一有先後不成胎矣男泄精女泄氣女子泄精則氣脫矣男子泄氣則精脫矣烏能成胎雷公曰女不泄精男不泄氣何以受妊乎岐伯曰女氣中有精男精中有氣女泄氣而交男子之精男泄精而合女子之氣此技巧之所以出也雷公曰所生男女有強有弱自分于父母之氣矣但有清濁壽夭之異何也岐伯曰氣清則清氣濁則濁氣長則壽氣促則夭皆本于父母之氣也雷公曰生育本于腎中之氣余已知之矣但此氣也豫

于五臟七腑之氣乎岐伯曰五臟七腑之氣一經不至皆不成胎雷公曰媾精者動腎中之氣也與五臟七腑何豫乎岐伯曰腎藏精亦藏氣藏精者藏五臟七腑之精也藏氣者藏五臟七腑之氣也藏則俱藏泄則俱泄雷公曰泄氣者亦泄血乎岐伯曰精即血也氣無形血有形無形化有形有形不能化無形也雷公曰精非有形乎岐伯曰精雖有形而精中之氣正無形也無形隱于有形故能靜能動動則化耳化則技巧出矣雷公曰微哉言乎請傳之奕禩以彰化育焉

陳士鐸曰男女不媾精斷不成胎〻成於水火之氣此氣即男女之氣也氣藏於精中精雖有形而實無形也形非氣乎故成胎即成氣之謂

社生篇

少師問曰：人生而白頭，何也？岐伯曰：社日生人，皮毛皆白，非止髩髮之白也。少師曰：何故乎？岐伯曰：社日者，金日也。皮毛鬚髩皆白者，得金之氣也。少師曰：社日非金日也，天師謂之金日，此余之未明也。岐伯曰：社本土也，氣屬金。社日生人，犯金之氣，金氣者，殺氣也。少師曰：人犯殺氣，宜夭矣，何又長年乎？岐伯曰：金中有土〻乃生氣也。人肺屬金，皮毛亦屬金〻之殺氣，得土則生，逢金則鬪。社之金氣伐人皮毛，不入人臟腑，故得長年耳。少師曰社日生人皮毛髭鬢不盡白者又何故歟岐伯曰生時不同也少師曰何時乎岐伯曰非巳午時必辰戌丑未時也少師曰巳午火也火能制金之氣宜矣辰戌丑未土也不助金之氣乎岐伯曰社本土也喜生惡泄土則生生則不尅矣少師曰同是日也何社日之凶如是乎岐伯曰歲月日時俱有神司之社日之神與人最親其性最喜潔也生產則穢矣兩氣相感兒身受之非其煞之暴也少師曰人生有記赤如硃青如靛黑如鍋白如雪終身不散何也豈亦社日之故乎岐伯曰父母

交媾偶犯遊神為神所指誌父母之過也少師曰色不同者何歟岐伯曰隨神之氣異也少師曰記無黃色者何也岐伯曰黃乃正色人犯正神不相校也故亦不相指不相指故罔所記耳

陳遠公曰社日生人說來有源有委非孟浪成文者可比

天厭火衰篇

容成問曰：世有天生男子，音聲如女子，外勢如嬰兒，此何故歟？岐伯曰：天厭之也。容成曰：天何以厭之乎？岐伯曰：天地有缺陷，安得人盡皆全乎？容成曰：天未嘗厭人，奈何以天厭名之？岐伯曰：天不厭而人必厭也，天人一道，人厭即天厭矣。容成曰：人何不幸成天厭也？岐伯曰：父母之咎也。人道交感，先火動而後水濟之，火盛者生子必强，火衰者生子必弱，水盛者生子必肥，水衰者生子必瘦。天厭之人，乃先天之火微也。容成曰：水大衰盛分強弱肥瘦宜也不宜外陽之細小岐伯曰腎中之火先天之火無形之火也腎中之水先天之水無形之水也火得水而生水得火而長言腎内之陰陽也水長火則水為火之母火生水則火為水之母也人得水火之氣以生身則水火即人之父母也天下有形不能生無形也無形實生有形外陽之生實内陽之長也内陽旺而外陽必伸内陽旺者得火氣之全也内陽衰矣外陽亦何得壯大哉容成曰火既不全何以生身乎岐伯曰孤陰不生孤陽不長天厭之人但火不全耳未嘗無陰

陽也偏于火者陽有餘而陰不足偏于水者陰有餘而陽不足也陽既不足即不能生厥陰之宗筋此外陽之所以屈而不伸也毋論剛大矣容成曰善

陳遠公曰外陽之大小視水火之偏全不視陰陽之有無耳説来可聽

經脈相行篇

雷公問曰：帝問脈行之逆順若何，余無以奏也，願天師明教以聞。岐伯曰：十二經脈有自上行下者，有自下行上者，各不同也。雷公曰：請悉言之。岐伯曰：手之三陰從臟走手，手之三陽從手走頭，足之三陽從頭走足，足之三陰從足走腹，此上下相行之數也。雷公曰：尚未明也。岐伯曰：手之三陰，大陰肺、少陰心、厥陰包絡也。手太陰從中府走大指之少商，手少陰從極泉走小指之少衝，手厥陰從天池走中指之中衝，皆從臟走手也。手之三陽〻明大腸太陽小腸少陽三焦也手陽明從次指商陽走頭之迎香手太陽從小指少澤走頭之聽宮手少陽從四指關衝走頭之絲竹空皆從手走頭也足之三陽太陽膀胱陽明胃少陽膽也足太陽從頭睛明走足小指之至陰足陽明從頭〻維走足次指之厲兑足少陽從頭前關走四指之竅陰皆從頭走足也足之三陰太陰脾少陰腎厥陰肝也足太陰從足大指內側隱白走腹之大包足少陰從足心湧泉走腹之俞府足厥陰從足大指外側大敦走腹之期門皆從足走腹也雷公

曰逆順若何岐伯曰手之陰經走手為順走臟為逆也手之陽經走頭為順走手為逆也足之陰經走腹為順走足為逆也足之陽經走足為順走頭為逆也雷公曰足之三陰皆走于腹獨少陰之脉下行何也豈少陰經易逆難順乎岐伯曰不然天衝脉者五臟六腑之海也五臟六腑皆禀焉其上者出于頏顙滲諸陽灌諸精下注少陰之大絡出于氣衝循陰陽內廉入膕中伏行骭骨內下至內踝之後屬而別其下者並由少陰經滲三陰其在前者伏行出跗屬下循跗入大指間滲諸絡而

溫肌肉故別絡邪結則跗上脉不動不動則厥〻則足寒矣此足少陰之脉少異于三陰而走腹則一也雷公曰其少異于三陰者為何岐伯曰少陰腎經中藏水大不可不曲折以行其脉不若肝脾之可直行于腹也雷公曰其走腹則一者何岐伯曰腎之性喜逆行故由下而上蓋以逆為順也雷公曰逆行宜病矣岐伯曰逆而順故不病若順走是違其性矣反生病也雷公曰當盡奏之岐伯曰帝問何以明之公奏曰以言導之切而驗之其脉必動乃可以驗逆順之行也雷公曰謹奉教以

聞

陳遠公曰十二經脉有走手走足走頭走服之異各

講得鑿鑿其講順逆不同處何人敢措一辭

經脉終始篇

雷公問于岐伯曰十二經之脉既有終始靈素詳言之而走頭走腹走足走手之義尚未明也願畢其辭岐伯曰手三陽從手走頭足三陽從頭走足乃高之接下也足三陰從足走腹手三陰從腹走手乃卑之趋上也陰陽無間故上下相迎高卑相逆與晝夜循環同流而不定耳夫陰陽者人身之夫婦也氣血者人身之陰陽也夫倡則婦隨氣行則血赴氣主煦之血主濡之乾作天門大腸司其事也巽作地戶膽持其權也泰居艮小腸

之昌也否居坤胃之殃也雷公曰善請言順逆之別岐伯曰足三陰自足走腹順也自腹走足逆也足三陽自頭走足順也自足走頭逆也手三陰自藏走手順也自手走藏逆也手三陽自手走頭順也自頭走手逆也夫足之三陰從足走腹惟足少陰腎脉繞而下行與肝脾直行者以衝脉與之並行也是以逆為順也

陳遠公曰十二經有頭腹手足之殊有順中之逆有逆中之順說得更為明白

經氣本標篇

雷公問于岐伯曰十二經氣有標本乎岐伯曰有之雷公曰請言標本之所在岐伯曰足太陽之本在跟以上五寸中標在兩絡命門足少陽之本在竅陰之間標在窗籠之前足少陰之本在内踝下三寸中標在背腧足厥陰之本在行間上五寸所標在背腧足陽明之本在厲兑標在人迎頬挾頏顙足太陰之本在中封前上四寸中標在舌本手太陽之本在外踝之後標在命門之上一寸手少陽之本在小指次指之間上二寸標在耳

後上角下外皆手陽明之本在肘骨中上至別陽標在
顏下合鉗上手太陰之本在寸口中標在掖內動脉手
少陰之本在銳骨之端標在背腧手心主之本在掌後
兩筋之間二寸中標在掖下三寸此標本之所在也雷
公曰標本皆可刺乎岐伯曰氣之標本皆不可刺也雷
公曰其不可刺何也岐伯曰氣各有衝衝不可刺也雷
公曰請言氣衝岐伯曰胃氣有衝腹氣有衝頭氣有衝
脛氣有衝皆不可刺也雷公曰頭之衝何所乎岐伯曰
頭之衝腦也雷公曰胸之衝何所乎岐伯曰胸之衝膺

與背腧也腧亦不可刺也雷公曰腹之衝何所爭岐伯曰腹之衝背腧與衝脉及左右之動脉也雷公曰脛之衝何所爭岐伯曰脛之衝即臍之氣衝及承山踝上以下此皆不可刺也雷公曰不可刺止此乎岐伯曰大氣之搏而不行者積于胸中藏于氣海出于肺循咽喉呼吸而出入也是氣海猶氣衝也應天地之大數出三入一皆不可刺也

陳遠公曰十二經氣各有標本各不可刺不可刺者以衝脉之不可刺也不知衝脉即不知刺法也

臟腑闡微篇

雷公問于岐伯曰臟止五乎腑止六乎岐伯曰臟六腑七也雷公曰臟六何以名五也岐伯曰心肝脾肺腎五行之正也故名五臟胞胎非五行之正也雖臟不以臟名之雷公曰胞胎何以非五臟之正也岐伯曰心火也肝木也脾土也肺金也腎水也一臟各屬一行胞胎處水火之岐非正也故不可稱六臟也雷公曰腎中有火亦水火之岐也何腎稱臟乎岐伯曰腎中之火先天火也居兩腎中而腎專司水也胞胎上系心下連腎往来

心腎接續于水火之際可名為火亦可名為水非水火之正也雷公曰然則胞胎何以為臟乎岐伯曰胞胎處水火之兩歧心腎之交非胞胎之系不能通達上下寧獨婦人有之男子未嘗無也吾因其兩歧置于五臟之外非胞胎之不為臟也雷公曰男女各有之亦有異乎岐伯曰系同而口異也男女無此系則水火不交受病同也女系無口則不能受妊是胞胎者生生之機屬陰而藏于陽非臟而何雷公曰胞胎之口又何以異岐伯曰胞胎之系上出于心之膜膈下連兩腎此男女之同

也惟女下大而上細上無口而下有口故能納精以受妊雷公曰腑七而名六何也岐伯曰大小腸膀胱胆胃三焦包絡此七腑也遺包絡不稱腑者尊帝耳雷公曰包絡可遺乎岐伯曰不可遺也包絡為脾胃之母土非火不生五臟六腑之氣咸仰于心君心火無為必藉包絡有為往來宣布胃氣能入脾氣能出各臟腑之氣始能变化也雷公曰包絡既為一腑奈何尊帝遺之尊心為君火稱包絡為相火可乎請登之外經咸以為則

陳遠公曰臟六而言五者言臟之正也腑七而言六

者言腑之偏也舉五而畧六非不知胞胎也舉六而畧七非不知包絡也有雷公之問而胞胎包絡昭于古今矣

考訂經脉篇

雷公問于岐伯曰十二經脉天師詳之而所以往来相通之故尚未盡也幸宣明奥義傳諸奕禩可乎岐伯曰可肺屬手太陰太陰者月之象也月屬金肺亦屬金肺之脉走于手故曰手太陰也起于中焦胃脘之上胃屬土〻能生金是胃乃肺之母也下絡大腸者以大腸亦屬金為胃之庶子而肺為大腸之兄〻能包弟足以綱羅之也絡即綱羅包舉之義循于胃口者以胃為肺之母自少遊熙于母家省受胃土之氣也肺脉又上于鬲

胃之氣多必分氣以給其子肺得胃毋之氣上歸肺宮必由焉而升肺受胃之氣肺自成家于是由中焦而脉乃行横出腋下畏心而不敢犯也然而肺之系實通于心以心為肺之君而肺乃臣也臣必朝于君此述職之路也下循臑內行少陰心主之前者又謁相之門也心主即心包絡為心君之相包絡代君以行事心尅肺金必借心主之氣以相刑呼吸相通全在此系之相聯也肺稟天玉之尊必奉宰輔之令所以行于少陰心主之前而不敢緩也自此而下于肘中乃走于臂由臂而走

于寸口魚際皆肺脉相通之道循魚際出大指之端為肺脉之盡經脉盡復行從腕後直出次指內廉乃旁出之脉也

雷公曰脾經若何岐伯曰脾乃土臟其性湿以足太陰名之太陰之月夜照于土月乃陰象脾屬土得月之陰氣故以太陰名之其脉起于足之大指端故又曰足太陰也脾脉既起于足下〻必升上由足大指內側內際過横骨後上內踝前廉上踹內循脛骨後交出厥陰之前乃入肝經之路也夫肝木剋脾宜為脾之所畏何故脉反通于肝不知肝雖剋土而土亦能成土

土無木氣之通則土少發生之氣所以畏肝而又未嘗不喜肝也交出足厥陰之前圖合于肝木耳上膝股內前廉入腹者歸于脾經之本臟也蓋腹脾之正宮脾屬土居于中州中州為天下之腹脾乃人一身之腹也脾與胃為表裡脾內而胃外脾為胃所包故絡于胃脾得胃氣則脾之氣始能上升故脉亦隨之上鬲趋喉嚨而至舌本以舌本為心之苗而脾為心之子子母之氣自相通而不隔也然而舌為心之外竅非心之內廷也脾之脉雖至于舌而終未至于心故其支又行借胃之氣

從胃中〻脘之外上鬲而脉通于膻中之分上交于手少陰心經子親母之象也

雷公曰心經若何岐伯曰心為火臟以手少陰名之者蓋心火乃後天也後天者有形之火也星應熒惑雖屬火而實屬陰且脉走于手故以手少陰名之他臟腑之脉皆起于手足心脉獨起于心不與衆脉同者以心為君主總攬權綱不寄其任于四末也心之系五臟七腑無不相通尤通者小腸也小腸為心之表而心實絡于小腸下通任脉故任脉即借小腸之氣以上通于心為朝君之象也心之系又上

與肺相通挾咽喉而入于目以發其文明之彩也後從心系上肺下出腋下循臑內後廉行手厥陰經心主之後下肘循臂至小指之內出其端此心脈系之直行也又由肺曲折而後並脊直下與腎相貫串當命門之中此心腎既濟之路也夫心為火臟懼畏水剋何故系通于腎使腎有路以相犯乎不知心火與命門之火原不可一日不相通也心得命門之火則心火有根心非腎水之滋則心火不旺蓋心火必得腎中水火以相養是以剋為生也既有腎火腎水之相生而後心之系各通

臟腑無扞格之憂矣由是而左通于肝〻本屬木為生心之母也心火雖生于命門先天之火而非後天肝木培之則先天之火氣亦不旺故心之系通于肝者亦欲得肝木相生之氣也肝氣既通而胆在肝之旁通肝即通于胆又勢之甚便者況胆又為心之父同本之親尤無阻隔也由是而通于脾〻乃心之子也雖脾土不藉心火之生然胃為心之愛子胃土非心火不生心既生胃生胃必生脾此脾胃之系所以相接而無間也由是而通于肺火性炎上而肺葉當之得毋有傷然而稟金

非火不柔剋中亦有生之象倘肺金無火則金寒水冷胃與膀胱之化源絕矣何以溫腎而傳化于大腸乎由是而通于心主心主即膻中包絡也為心君之相臣奉心君以司化其出入之經較五臟六腑更近真有心喜亦喜心憂亦憂之象呼吸相通代君司化以使令夫三焦俾上中下之氣無不畢達實心之系通之也 雷公曰腎經若何岐伯曰腎屬水少陰正水之象海水者少陰水也隨月為盈虛而腎應之名之為足少陰者脉起于足少陰之下也由足心而上循內踝之後別入跟中

上膊出膕上肢貫脊乃河車之路即任督之路也然俱屬于腎有腎水而河車之路通無腎水而河車之路塞有腎水而督脉之路行無腎水而督脉之路斷是二經之相通相行全責于腎故河車之路督脉之路即腎經之路也由是而行于肝毋入于子舍之義也由是而行于脾水行于地中之義也過肝脾二經而絡于膀胱者以腎為膀胱之裡而膀胱為腎之表膀胱得腎氣而始化正同此路之相通氣得以往来之耳其絡于膀胱也貫脊會督而還出于臍之前通任脉始得達于膀胱雖

氣化可至實有經可通而通之也其直行者又由肝以入肺子歸母之家也由肺而上循喉嚨挾舌本而終是欲朝君先通于喉舌也夫腎與心雖若相剋而實相生故其系別出而繞于心又未敢遽朝于心君注胸之膻中包絡而後腎經之精上奉化為心之液矣此君王下取于民之義亦草野上貢于國之誼也各臟止有一而腎有二者兩儀之象也兩儀者日月也月主陰日主陽似腎乃水臟宜應月不宜應日然而月之中未嘗無陽之氣日之中未嘗無陰之氣腎配日月正以其中之有

陰陽也陰藏于陽之中陽隱于陰之內疊相為用不啻日月之照臨也蓋五臟七腑各有水火獨腎臟之水大處于無形乃先天之水火非若各臟腑之水火俱屬後天也夫同是水火腎獨屬之先天實有主以存乎兩腎之間也主者命門也命門為小心若太極之象能生先天之水火因以生後天之水火也于是裁成夫五臟七腑各安于諸宮享其奠定之福化生于無窮耳

雷公曰肝經若何岐伯曰肝屬足厥陰厥陰者逆陰也上應雷火脉起足大指叢毛之際故以足厥陰名之雷火皆

從地起騰于天之上其性急不可制抑肝之性亦急乃陰經中之最逆者少拂其意輒厥逆而不可止循跗上上踝交出太陰脾土之後上膕内廉循腹入陰毛中過陰器以抵于小腹雖趋肝之路亦趋脾之路也既趋于脾必趋于胃矣肝之系既通于脾胃凡有所逆必先犯于脾胃矣亦其途路之熟也雖然肝之系通于脾胃而肝之氣必歸于本宮故其系又走于肝葉之中肝葉之旁有胆附焉胆為肝之兄肝為胆之弟胆不絡肝而肝反絡胆者弟强于兄之義也上貫膈者趋心之路也肝

性急宜直走于心之宫矣乃不直走于心及走膜鬲布于脇肋之間者母慈之義也慈母憐子必為子多方曲折以厚其藏脇肋正心宮之倉庫也然而其性正急不能久安于脇肋之間循喉嚨之後上入頏顙連于目系上出額間而會督脉于巔頂乃木火升上之路也其支者從目系下頰環唇欲隨口舌之竅以泄肝木之鬱大也其支者又從肝別貫膈上注肺中畏肺金之尅木通此經為偵探之途也

雷公曰五臟已知其旨矣請詳言七腑岐伯曰胃經亦稱陽明者以其脉接大腸手陽

明之脉由鼻頞而下走于足也然而胃經屬陽明者又非同大腸之謂胃乃多氣多血之腑實有日月並明之象乃純陽之腑主受而又主化也陽主上升由頞而遊行于齒口唇吻循頤頰耳前而會于額顱以顯其陽之無不到也其支别者從頤後下人迎循喉嚨入缺盆行足少陰之外下膈通腎與心胞之氣盖胃為腎之關又為心包之用得氣于二經胃始能蒸腐水穀以化精微也胃既得二經之氣必歸于胃中故仍屬胃也胃之旁絡于脾胃為脾之夫脾為胃之婦脾聽胃使以行其運

化者也其直行者從缺盆下乳內廉挾臍而入氣衝氣衝者氣衝之穴也乃生氣之源探源而後氣充于乳房始能散布各經絡也其支者起于胃口循腹過足少陰腎經之外本經之裡下至氣衝而合仍是取氣于腎以助其生氣之源也由是而胃既得氣之本乃可下行以達于足從氣衝而下髀關抵伏兔下膝臏循脛下跗入中指之內庭而終者皆胃下達之路也其支者從膝之下廉三寸別入中指之外間復是旁行之路正見其多氣多血無往不周也其支者別跗上入大指間出足厥

陰交于足太陰避肝木之剋近脾土之氣也　雷公曰請言三焦之經岐伯曰三焦屬之手少陽者以三焦無形得胆木少陽之氣以生其火而脉起于手之小指次指之端故以手少陽名之循手腕出臂貫肘循臑之外行手太陽之裡手陽明之外火氣欲通于大小腸也上肩循臂臑交出足少陽之後正倚附于胆木以取其木中之火也下缺盆由足陽明之外而交會于膻中之上焦散布其氣而絡繞于心包絡之中焦又下膈入絡膀胱以約下焦若胃若心包絡若膀胱皆三焦之氣往來

于上中下之際故不分屬于三經而仍專屬于三焦也然而三焦之氣雖往来于上中下之際使無根以為主則氣亦時聚時散不可久矣詎知三焦雖得胆木之氣以生而非命門之火則不長三焦有命門以為根而後布氣于胃則胃始有運用之機布氣于心包絡則心包絡始有運行之權布氣于膀胱則膀胱始有運化之柄也其支者從膻中而上出缺盆之外上項繫耳後直上出耳上角至頔無非隨腎之火氣而上行也其支者又從耳後入耳中出耳前過客主人之穴交頰至目銳眥

亦火性上炎隨心包之氣上行然目銳眥實係胆經之穴仍欲依附木氣以生火氣耳　雷公曰請言心主之經岐伯曰心主之經即包絡之府也又名膻中屬手厥陰者以其代君出治為心君之相臣〻乃陰象故屬陰然奉君令以出治有不敢少安于頃刻故其性又急與肝木之性正相同亦以厥陰名之因其難順而易逆也夫心之脉出于心之本宮心包絡之脉出于胸中包絡在心之外正在胸之中是脉出于胸中者正其脉屬于包絡之本宮也各臟腑脉出于外心與包絡脉出于中

是二經較各臟腑最尊也夫腎系交于心包絡實與腎相接蓋心主之氣與腎宮命門之氣同氣相合故相親而不相離也由是下于膈歷絡三焦以三焦之腑氣與命門心主之氣彼此實未嘗異所以籠絡而相合為一有表裡之名實無表裡也其支者循胸中出脇抵腋循臑内行于太陰肺脾少陰心腎之中取肺腎之氣以生心液也入脉下臂入掌内又循中指以出其端其支者又由掌中循無名指以出其端與少陽三焦之脉相交會正顯其同氣相親表裡如一也夫心主與三焦兩經

也必統言其相合者蓋三焦無形借心主之氣相通于上中下之間故離心主無以見三焦之用所以必合而言之也　雷公曰請言胆經岐伯曰胆經屬足少陽者以胆之脉得春木初陽之氣而又下趨于足故以足少陽名之然胆之脉雖趨于足而實起目之銳眥接手少陽三焦之經也由目銳眥上抵頭角下耳循頸行手少陽之脉前至肩上交出手少陽之後以入缺盆之外無非助三焦之火氣也其支者從耳後入耳中出走耳前至目銳眥之後雖旁出其支實亦仍顧三焦之脉也其

支者别自目外而下大迎合手少陽三焦抵于頔下々頸復合缺盆以下胸中貫膜屬心包絡以絡于肝盖心包絡乃胆之子而肝乃胆之弟故相親而相近也第胆雖肝之兄而附于肝實為肝之表而屬于胆肝胆兄弟之分即表裡之别也胆分肝之氣則胆之汁始旺胆之氣始張而後可以分氣于兩脇出氣衝統毛際而橫入髀厭之中也其直者從缺盆下腋循胸過季脇與前之入髀厭者相合乃下循髀外行太陽々明之間欲竊水土之氣以自養也出膝外廉下附骨以直抵絕骨之端

下出外踝循跗上入小指次指之間乃其直行之路也其支者又别跗上入大指岐骨内出其端還貫入爪甲出三毛以交于足厥陰之脉親肝木之氣以自旺蓋陽得陰而生也

雷公曰請言膀胱之經岐伯曰膀胱之經屬足太陽者蓋太陽為巨陽上應于日膀胱得日之火氣下走于足猶太陽火光普照于地也其脉起目内眥交手太陽小腸之經受其火氣也上額交巔至耳上角皆火性之炎上也其直行者從巔入絡腦還出别下項循肩髆内挾脊兩旁下行抵于腰入循膂絡腎蓋膀

胱為腎之表故系連于腎通腎中命門之氣取其氣以歸膀胱之中始能氣化而出小便也雖氣出于腎經而其系要不可不屬之膀胱也其支者從腰中下挾脊以貫臀入膕中而止亦借腎氣下達之也其支者從髆内別行下貫胛膂下歷尻臀化小便通陰之器而下出也過髀樞循髀外下合膕中下貫于兩踹内出外踝之後循京骨至小指外側交于足少陰之腎經亦取腎之氣可由下而升以上化其水也

雷公曰請言小腸之經

岐伯曰小腸之經屬手太陽者以脉起于手之小指又

得心火之氣而名之也夫心火屬少陰得心火之氣宜稱陰矣然而心火居于內者為陰發于外者為陽小腸為心之表也故稱陽而不稱陰且其性原屬陽得太陽之日氣故亦以太陽名之其脉上腕出踝循臂出肘循臑行手陽明少陽之外與太陽胆氣相通欲得金氣自寒欲得木氣自生也交肩上入缺盆循肩向腋下行當膻中而絡于心合君相二火之氣也循咽下膈以抵于胃雖火能生胃而小腸主出不主生何以抵胃蓋受胃之氣運化精微而生糟粕猶之生胃也故接胃之氣下

行壬脈之外以自歸于小腸之正宮非小腸之屬而誰屬乎其支者從缺盆循頸頰上至目銳眥入于耳中此亦火性炎上欲趨竅而出也其支者別循頰上䪼抵鼻至目內眥斜絡于顴以交足太陽膀胱之經蓋陽以趨陽之應也

雷公曰請言大腸之經岐伯曰大腸之經名為手陽明者以大腸職司傳化有顯明昭著之意陽之象也夫大腸屬金宜為陰象不屬陰而屬陽者因其主出而不主藏也起于手大指次指之端故亦以手名之循指而入于臂入肘上臑上肩下入缺盆而絡于肺

以肺之氣能包舉大腸而大腸之系亦上絡于肺也大
腸得肺氣而易于傳化故其氣不能久留于膈中而系
亦下膈直趨大腸以安其傳化之職夫大腸之能闢能
闔腎主之是大腸之氣化宜通于腎何以大腸之系絶
不與腎會乎不知肺金之氣即腎中水火之氣也腎之
氣必来于肺中而肺中之氣既降于大腸之内則腎之
氣安有不入于大腸之中者乎不必更有系通腎而後
得其水火之氣始能傳化而闢闔之也其支者從缺盆
上頸貫頰入下齒縫中還出夾兩口吻交于唇中之左

右上挾鼻孔正顱其浮肺腎之氣隨肺腎之脉而上升之徵也

陳遠公曰十二經脉各說得詳盡不必逐段論之

包絡配腑篇

天老問于岐伯曰天有六氣化生地之五行地有五行化生人之五臟有五臟之陰即宜有五腑之陽矣何以臟止五腑有七也岐伯曰心包絡腑也性屬陰故與臟氣相同所以分配六腑也天老曰心包絡既分配腑矣是心包絡即臟也何不名臟而必別之為腑耶岐伯曰心包絡非臟也天老曰非臟列于臟中毋乃不可乎岐伯曰臟稱五不稱六是不以臟予包絡也腑稱六不稱七是不以腑名包絡也天老曰心包絡非臟非腑何以

與三焦相合乎岐伯曰包絡與三焦為表裡二經皆有名無形五臟有形與形相合包絡無形故與無形相合也天老曰三焦為孤臟既名為臟豈合于包絡乎岐伯曰三焦雖亦稱臟然孤而寡合仍是腑非臟也含包絡之氣實無可依天然配合非勉強附會也天老曰善〇雷公曰肺合大腸心合小腸肝合胆脾合胃腎合膀胱此天合也三焦與心包絡相合恐非天合矣岐伯曰包絡非臟而與三焦合者包絡裡三焦表也雷公曰三焦腑也何分表裡乎岐伯曰三焦之氣本與腎親〻腎不

合腎者以腎有水氣也故不合腎而合于包絡耳雷公曰包絡之火氣出于腎三焦取火于腎不勝取火于包絡乎岐伯曰膀胱與腎為表裡則腎之火氣必親膀胱而踈三焦矣包絡得腎之火氣自成其腑代心宣化雖腑猶臓也包絡無他腑之附得三焦之依而更親是以三焦樂為表包絡亦自安于裡孤者不孤自合者永合也雷公曰善應龍問曰包絡腑也三焦亦自成腑何以為包絡之使乎岐伯曰包絡即膻中也為心膜鬲近于心宮遮護君主其位最親其權最重故三焦奉令不敢

後也。應龍曰：包絡代心宣化，宜各臟腑皆奉合矣，何獨使三焦乎？岐伯曰：各腑皆有表裡，故不聽包絡之使，惟三焦無臟為表裡，故包絡可以使之。應龍曰：三焦何樂為包絡使乎？岐伯曰：包絡代心出治，腑與臟同，三焦聽使于包絡，猶聽使于心，故包絡為裡，三焦為表，豈勉強附會哉。應龍曰：善。

陳士鐸曰：包絡之合三焦，非無因之合也。包絡之使三焦，因其合而使之也。然合者仍合於心耳，非包絡之司為合也。

胆腑命名篇 三卷

胡孔甲問于岐伯曰大腸者白腸也小腸者赤腸也胆非腸何謂青腸乎岐伯曰膽貯青汁有入無出然非腸何能通而貯之乎故亦以腸名之青者木之色胆屬木其色青故又名青腸也胡孔甲曰十一臟取決于胆是腑亦有臟名矣何臟分五而腑分七也岐伯曰十一臟取決于胆乃省文耳非腑可名臟也孔甲曰胆既名為臟而十一臟取決之固何所取之乎岐天師曰胆司滲凡十一臟之氣得胆氣滲之則分清化濁有奇功焉孔

甲曰胆有入無出是滲主入而不主出也何能化濁乎岐伯曰清滲入則濁自化濁自化而清亦化矣孔甲曰清滲入而能化是滲入而仍滲出矣岐伯曰膽為清淨之府滲入者清氣也遇清氣之臟腑亦以清氣應之應即滲之機矣然終非滲也孔甲曰臟腑皆取決于胆何臟腑受胆之滲乎岐伯曰大小腸膀胱皆受之而膀胱獨多焉雖然膀胱分胆之滲而胆之氣虛矣胆虛則胆得滲之禍矣故胆旺則滲益胆虛則滲損孔甲曰胆滲何氣則受損乎岐伯曰酒熱之氣胆之所畏也過多則

滲失所司胆受損矣非毒結于腦則濁流于鼻也孔甲曰何以治之岐伯曰刺胆絡之穴則病可已也孔甲曰善

陳士鐸曰胆主滲十二臟皆取決于胆者正決於滲也胆不能滲又何取決乎

任督死生篇

雷公問曰：十二經脈之外有任督二脈何畧而不言也岐伯曰二經之脈不可畧也以二經散見于各經故言十二經脈而二經已統會于中矣雷公曰試分言之岐伯曰任脈行胸之前督脈行背之後也任脈起于中極之下以上毛際循腹裡上關元至咽嚨上頤循面入目皆此任脈之經絡也督脈起于少腹以下骨中央女子入繫廷孔在溺孔之際其絡循陰器合纂間統纂後即前後二陰之間也別繞臀至少陰與巨陽中絡者合少

陰上股内後廉貫脊屬腎與太陽起于目内眥上額交巔上入絡腦至鼻柱還出別下項循肩髆俠脊抵腰中入循膂絡腎其男子循莖下至篡與女子等其少腹直上者貫臍中央上貫心入喉上頤環唇上繫兩目之下中央此督脉之經絡也雖督脉止于齦交任脉止于承漿其實二陰同起于會陰止于齦交者未嘗不過承漿止于承漿者未嘗不過齦交行于前者亦行于後行于後者亦行于前循環周流彼此無間故任督分之為二合之仍一也夫會陰者至陰之所也任脉由陽行于陰

故脉名陰海督脉由陰行于陽故脉名陽海非齦交穴為陽海承漿穴為陰海也陰交陽而陰氣生陽交陰而陽氣生任督交而陰陽自長不如海之難量乎故以海名之雷公曰二經之脉絡予已知之矣請問其受病何如岐伯曰二經氣行則十二經之氣通二經氣閉則十二經之氣塞男則成疝女則成瘕非遺溺即脊強也雷公曰病止此乎岐伯曰腎之氣必假道于任督二經氣閉則腎氣塞矣女不受妊男不射精人道絶矣然則任督二經之脉絡即人死生之道路也雷公曰神哉論也

請載外經以補內經未備
陳士鐸曰任督之路實人生死之途說得精好入神

陰陽二蹻篇

司馬問曰奇經八脉中有陰蹻陽蹻之脉可得聞乎岐伯曰内經言之矣司馬曰内經言之治病未驗或有未全歟岐伯曰内經約言之實未全也陰蹻脉足少陰腎經之別脉也起于然骨之照海穴出内踝上又直上之循陰股以入于陰上循胸裡入于缺盆上出人迎之前入于目下鳩屬于目眥之睛明穴合足太陽膀胱之陽蹻而上行此陰蹻之脉也陽蹻脉足太陽膀胱之別脉也亦起于然骨之下申脉穴出外踝下循僕參郄于附

陽與足少陽會于居髎又與手陽明會于肩髃及巨骨又與手太陽陽維會于臑俞與手足陽明會于地倉及巨髎與任脉足陽明會于承泣合足少陰腎經之陰蹻下行此陽蹻之脉也然而蹻脉之起止陽始于膀胱而止于腎陰始于腎而止于膀胱此男子同然也若女子微有異男之陰蹻起于然骨女之陰蹻起于陰股男之陽蹻起于申脉女之陽蹻起于僕參知同而治同知異而療異則陽蹻之病不至陰緩陽急陰蹻之病不至陽緩陰急何不驗乎司馬公曰 今而後陰陽二蹻之脉昭

然矣

陳士鐸曰二蹻之脉分諸男女内經微别人宜知之不可草草看過

奇恒篇

奢龍問于岐伯曰奇恒之腑與五臟並主藏精皆可名臟乎岐伯曰然奢龍曰腦髓骨脉胆女子胞既謂奇恒之腑不宜又名臟矣岐伯曰腑謂臟者以其能藏陰也陰者即腎中之真水也真水者腎精也精中有氣而腦髓骨脉胆女子胞皆能藏之故可名腑亦可名臟也奢龍曰修真之士何必留心于此乎岐伯曰人欲長生必知斯六義而後可以養精氣結聖胎者也奢龍曰女子有胞以結胎男子無胞何以結之岐伯曰女孕男不絍

故胞屬之女子而男子未嘗無胞也男子有胞而後可以養胎息故修真之士必知斯六者至要者則胞與腦也腦為泥丸即上丹田也胞為神室即下丹田也骨藏髓脈藏血髓藏氣腦藏精氣血精髓盡升泥丸下降于舌由舌下華池由華池下廉泉玉英通于膽下貫神室世人多慾故血耗氣散髓竭精亡也苟知藏而不瀉即返還之道也奢龍曰六者宜藏何道而使之藏乎岐伯曰廣成子有言毋搖精毋勞形毋思慮營營非不瀉之謂乎奢龍曰命之矣

陳士鐸曰腦髓骨脉胆女子胞非臟也非臟而以臟名之以其能藏也能藏故以臟名之人可失諸藏乎

小絡篇

應龍問于岐伯曰膜原與肌腠有分乎岐伯曰二者下同也應龍曰請問不同岐伯曰肌腠在膜原之外也應龍曰肌腠有脉乎岐伯曰肌腠膜原皆有脉也其所以分者正分于其脉耳肌腠之脉外連于膜原膜原之脉内連于肌腠應龍曰二脉乃表裡也有病何以分之岐伯曰外引小絡痛者邪在肌腠也内引小絡痛者邪在膜原也應龍曰小絡又在何所岐伯曰小絡在膜原之間也

陳士鐸曰小絡一篇本無深文備載諸此以小絡異于膜原耳知膜原之異即知肌腠之異也

肺金篇

少師問曰：肺金也，脾胃土也，土宜生金，有時不能生金者謂何？岐伯曰：脾胃土旺而肺金強，脾胃土衰而肺金弱，又何疑乎？然而脾胃之氣太旺，反非肺金所喜者，由于土中火氣之過盛也。土為肺金之母，火為肺金之賊，生變為剋，烏乎宜乎？少師曰：金畏火剋，宜避火矣，何又親火乎？岐伯曰：肺近火則金氣之柔者必銷矣，然肺離火則金氣之頑者必折矣，所貴微火以通薰肺也。故土中無火不能生肺金之氣，而土中多火亦不能生肺金之氣也所以烈火為肺之所畏徵火為肺之所喜少師公曰善請問金木之生剋岐伯曰肺金制肝木之旺理也而肝中火盛則金受火炎肺失清肅之令矣避火不暇敢制肝木乎即木氣空虛已不畏肺金之刑況金受火制則肺金之氣必衰肝木之火愈旺勢必橫行無忌侵伐脾胃之土所謂欺子弱而淩母強也肺之母家受敵禦木賊之強橫矣能顧金子之困窮肺失化源益加弱矣肺弱欺其下生腎水難矣水無金生則水不能制火毋論上焦之火焚燒而中焦之火亦隨之更熾甚且

下焦之火亦挟水沸腾矣少師曰何肺金之召火也岐伯曰肺金嬌臟也位居各臟腑之上火性上炎不發則已發則諸火應之此肺金之所以獨受厥害也少師曰肺為嬌臟曷禁諸火之威逼乎金破不鳴斷難免矣何以自免于禍乎岐伯曰仍賴腎子之水以救之是以肺腎相親更倍于土金之相愛以土生金而金難生土肺生腎而腎能生肺晝夜之間肺腎之氣實彼此往來兩相通而兩相益也少師曰金得水以解炎蒸聞命矣然金有時而不畏火者何謂乎岐伯曰此論其變也少師

曰請盡言之岐伯曰火爍金者烈火也火氣自微何以爍金非惟不畏火且侮火矣火難制金則金氣日旺肺成頑金過剛而不可犯于是肅殺之氣必來伐木肝受金刑力難生火火勢轉衰变為寒火矣是畏乎然而火過寒無温氣以生土土又何以生金久之火寒而金亦寒矣少師曰善請問金化為水而水不生木者又何謂乎岐伯曰水不生木豈金及生木乎水不生木者金受火融之水也真水生木而融化之水剋木矣少師曰善

陳士鐸曰肺不燥不成頑金肺過濕不成柔金以肺

中有火也肺得火則金益肺失火則金損故金中不可無火亦不可有火也水火不旺金又得其宜也揔不可使金之過旺耳

肝木篇

少師曰：肝屬木〻非水不養，故腎為肝之母也，腎衰則木不旺矣。是肝木之虛，皆腎水之涸也。然而肝木之虛，不全責腎水之衰者，何故？岐伯曰：此肝木自鬱也。木喜疏泄，遇風寒之邪，拂抑之事，肝輒氣鬱不舒。肝鬱必下剋脾胃，制土有力，則木氣自傷，勢必求濟腎水〻生木，而鬱氣未解，反助剋土之橫，土怒水助，轉來剋水。肝不受腎之益，腎且得土之損，未有不受病者也。腎既病矣，自難滋肝木之枯，肝無水養，其鬱更甚，鬱甚而剋土愈力脾胃受傷氣難轉輸必求救于心火心火因肝木之鬱全不顧心心失化源何能生脾胃之土乎于是憐土子之受傷不敢咎肝母之過逆反嗔肺金不制肝木乃出其火而尅肺肺無土氣之生復有心火之尅則肺金難以自存聽肝木之逆無能相制矣少師曰木無金制宜木氣之舒矣何以仍鬱也岐伯曰木性曲直必得金制有成今金弱木強則肝寡于畏任鬱之性以自肆土無可尅水無可養火無可助于是木空受焚矣此木無金制而愈鬱也所以治肝必解鬱為先鬱解而肝氣自

平何至剋土〻無木剋則脾胃之氣自易升騰自必忘剋腎水轉生肺金矣肺金得脾胃二土之氣則金氣自旺令行清肅腎水無匱乏之憂且金強制木〻無過旺肝氣平矣少師曰肝氣不平可以直折之乎岐伯曰肝氣最惡者鬱也其次則惡不平不平之極即鬱之極也故平肝尤尚解鬱少師曰其故何也岐伯曰肝氣不平肝中之火過旺也肝火過旺由肝木之塞也外閉內焚非燥土之氣即耗心之血矣夫火旺宜為心之所喜然溫火生心烈火逼心所以火盛之極可暫用寒涼以瀉

肝火鬱之極宜兼用舒泄以平肝也少師曰善

陳士鐸曰木不鬱則不損肝木之鬱即逆之之謂也

人能解鬱則木得其平矣何鬱之有

腎水篇

少師曰：請問腎水之義。岐伯曰：腎屬水，先天真水也。水生于金，故肺金為腎母。然而肺不能竟生腎水也，必得脾土之氣薰蒸，肺始有生化之源。少師曰：土剋水者也，何以生水？岐伯曰：土貪生金，全忘剋水矣。少師曰：金生水，而水養于金，何也？岐伯曰：腎水非肺金不生，肺金非腎水不潤。蓋肺居上焦，諸臟腑之火咸來相逼，苟非腎水灌注，則肺金立化矣。所以二經子母最為關切，無時不交相生，亦無時不交相養也。是以補腎者必須益肺補肺者必須潤腎始既濟而成功也少師曰腎得肺之生即得肺之損又何以養各臟腑乎岐伯曰腎交肺而肺益生腎則腎有生化之源山下出泉涓涓正不竭也腎既優渥乃分其水以生肝肝木之中本自藏火有水則木且生心無水則火且焚木木得水之濟則木能自養矣木養于水木有和平之氣自不剋土而脾胃得遂其升發之性則心火何至躁動乎自然水不畏火之炎乃上潤而濟心矣少師曰水潤心固是水火之既濟但恐火炎而水不來濟也岐伯曰水不潤心故木無水養

也木無水養肝必乾燥火焚木焚燥盡脾胃之液肺金救土之不能何暇生腎中之水〻涸而肝益加燥腎無瀝以養肝安得餘波以灌心乎肝木愈横心火愈炎腎水畏焚因不上濟于心此腎衰之故非所謂腎旺之時也少師曰腎衰不能濟心獨心受其損乎岐伯曰心無水養則心君不安乃遷其怒于肺金遂移其火以逼肺矣肺金最畏火炎隨移其熱于腎而腎因水竭水中之火正無所依得心火之相會翕然升木變出龍雷由下焦而騰中焦由中焦而騰上焦有不可止遏之機矣是

五臟七腑均受其害寧獨心受損乎少師曰何火禍之酷乎岐伯曰非火多為害乃水少為災也五臟有臟火七腑有腑火〻到之所同氣相親故其勢易旺所異者水以濟之也而水止腎臟之獨有且水中又有火也水之不足安敵火之有餘此腎臟所以有補無瀉也少師曰各臟腑皆取資于水宜愛水而畏火矣何以多助火以增焰乎岐伯曰水少火多一見火發惟恐火之耗水競来顧水誰知反害水乎此禍生于愛非惡水而愛火也少師曰火多水少瀉南方之火非即補北方之水乎

岐伯曰水火又相根也無水則火烈無火則水寒火烈則陰虧也水寒則陽消也陰陽兩平必水火既濟矣少師曰火水既濟獨不畏土之侵犯乎岐伯曰土能剋水而土亦能生水也水得土以相生則土中出水始足以養肝木而潤各臟腑也第不宜過于生之則水勢汪洋亦能沖决堤岸水無土制变成洪水之逆流故水不畏土之剋也少師曰善

陳士鐸曰五行得水則潤失水則損況取資多而分散少乎故水為五行之所竊不可不多也說得水之

有益有此可悟水矣

心火篇

少師曰心火君火也何故宜靜不宜動岐伯曰君主無為心為君火安可有為乎君主有為非生民之福也所以心靜則火息心動則火炎息則脾胃之土受其益炎則脾胃之土受其災少師曰何謂也岐伯曰脾胃之土喜溫火之養惡烈火之逼也溫火養則土有生氣而成活土烈火逼則土有死氣而成焦土矣焦火何以生金肺金乾燥必求濟于腎水而水不足以濟之也少師曰腎水本濟心火者也何以救之無裨乎岐伯曰人身之

腎水原非有餘況見心火之太旺雖濟火甚切獨不畏火氣之爍乎故避火之炎不敢上升于心中也心無水濟則心火更烈其剋肺益甚肺畏火刑必求援于腎子而腎子欲救援而無水又不忍肺母之凌爍不得不出其腎中所有傾國以相助于是水火兩騰升于上焦而與心相戰心因無水以剋肺今見水不濟心火來助肺欲取其水而轉與火相合則火勢更旺于是肺不受腎水之益反得腎火之虐矣斯時肝經之木見肺金太弱亦出火以焚心明助腎母以稱于實報肺仇而加刃也

少師曰何以解氣乎岐伯曰心火動極矣安其心而火可息也少師曰可用寒涼直折其火乎岐伯曰寒涼可暫用不可久用也暫用則火化為水久用則水變為火也少師曰斯又何故歟岐伯曰心火必得腎水以濟之也滋腎安心則心火永靜舍腎安心則心火仍動矣少師曰凡水火未有不相剋也而心腎水火何相交而相濟乎岐伯曰水不同耳腎中邪水最剋心火腎中真水最養心火心中之液即腎內真水也腎之真水旺而心火安腎之真水衰而心火沸是以心腎交而水火既濟

心腎開而水火未濟也少師曰心在上腎在下地位懸殊何彼此樂交無間乎岐伯曰心腎之交雖胞胎導之實肝木介之也肝木氣通腎無阻隔肝木氣鬱心腎即閉塞也少師曰然則肝木又何以養之岐伯曰腎水為肝木之母補腎即所以通肝木非水不旺火非木不生欲心液之不枯必肝血之常足欲肝血之不乏必腎水之常盈補肝木要不外補腎水也少師曰善

陳士鐸曰心火君火也君心為有形之火可以水折不若腎中之火為無形之火也無形之火可以水養

知火之有形無形而虛火實火可明矣

脾土篇 四卷

少師問曰：脾為濕土，土々生于火，是火為脾土之父母乎？岐伯曰：脾土之父母不止一火也，心經之君火，包絡、三焦、命門之相火，皆生之。然而君火之生脾土甚疎，相火之生脾土甚切，而相火之中，命門之火尤為最親。少師曰：其故何歟？岐伯曰：命門盛衰即脾土盛衰，命門生絕即脾土生絕也。蓋命門為脾土之父母，實關死生，非若他火之可旺可微、可有可無也。少師曰：命門火過旺，多非脾土之宜，又何故乎？岐伯曰：火少則土濕，無發生之熾火多則土乾有燥裂之害蓋脾為溼土土中有水命門者水中之火也火藏水中則火為既濟之火自無亢焚之禍與脾土相宜故火盛亦盛火衰亦衰火生則生火絕則絕也若火過于旺是火勝于水矣水不足以濟火乃未濟之火也火似旺而實衰假旺而非真旺也與脾土不相宜耳非惟不能生脾轉能耗土之生氣脾土無生氣則赤地乾枯欲化精微以潤各臟腑難矣且火氣上炎與三焦包絡之火直沖而上與心火相合火愈旺而土愈耗不成為焦火得乎少師曰焦土能生肺金

乎？岐伯曰：肺金非土不生，今土成焦土，中鮮潤澤之氣，何以生金哉？且不特不生金也，更且嫁禍于肺矣。蓋肺之土氣之生，又多火氣之逼，金弱木強，必至之勢也。木強凌土，而土敗更難生金，肺金絕而腎水亦絕也。水絕則木無以養，木枯自焚，益添火焰，土愈加燥矣。少師曰：治何經以救之？岐伯曰：火之有餘，水之不足也。補水則火自息，然而徒補水則水不易生，補肺金之氣則水有化源，不患乎無本也。腎得水以制火，則水火相濟，火無偏旺之害。此治法之必先補水也。少師曰：善。

陳士鐸曰脾土與胃土不同生脾土與胃土生不同雖生土在於火也然火各異生脾土必須于心生胃土必須於包絡心為君火包絡為相火也二火斷須補腎以水能生火耳

胃土篇

少師問曰：脾胃皆土也，有所分乎？岐伯曰：脾陰土也，胃陽土也。陰土逢火則生，陽土必生于君火。君火者，心火也。少師曰：土生于火，火來生土，兩相親也。豈胃土遇三焦命門之相火，辭之不受乎？岐伯曰：相火與胃不相合也，故相火得之而燔，不若君火得之而樂也。少師曰：心包亦是相火，何與胃親乎？岐伯曰：心包絡代君火以司令者也，故心包相火即與君火無異，此胃上之所以相親也。少師曰：心包代心之職，胃土取資心包無異取資心火矣。但二火生胃土則受益，二火助胃火則受禍者何也？岐伯曰：胃土衰則喜火之生，胃火盛則惡火之助也。少師曰：此又何故歟？岐伯曰：胃陽土，宜靜不宜強。少師曰：何以不宜強也？岐伯曰：胃多氣多血之府，其火易動，動則燎原而不可制，不特爍肺以殺子，且焚心以害母矣。且火之盛者，水之涸也。火沸上騰，必至有焚林竭澤之虞，爍腎水，燒肝木，其能免乎？少師曰：治之奈何？岐伯曰：火盛必濟之水，然水非外水也。外水可暫救以止炎，非常治之法也，必大滋其內水之匱。內水者，腎水也。

然而火盛之時，滋腎之水不能瀉胃之火，以火旺不易滅，水衰難驟生也。少師曰：又將柰何？岐伯曰：救焚之法，先瀉胃火，後以水濟之。少師曰：五臟六腑皆藉胃氣為生，瀉胃火不損各臟腑乎？吾恐水未生，腎先絶矣。岐伯曰：火不息則土不安，先息火後濟水，則甘霖優渥，土氣升騰，自易發生萬物，此瀉胃正所以救胃，是瀉火非瀉土也。胃土有生機，各臟腑豈有死法乎？此救胃又所以救腎并救各臟腑也。少師曰：胃氣安寧，肝木來尅，柰何？岐伯曰：肝來尅胃，亦因肝木之燥也。木燥則肝氣不平矣不平則木鬱不伸上剋胃土土氣自無生發之機故調胃之法以平肝為重肝氣平矣又以補水為急水旺而木不再鬱也惟是水不易旺仍須補肺金旺則生水水可養木金旺則制木木不剋土胃有不得其生發之性者乎少師曰善

陳士鐸曰胃土以養水為主養水者助胃也胃中有水則胃火不沸故補腎正所以益胃也可見胃火之盛由於腎水之衰補腎水正補胃土也故胃火可殺胃火宜培不可衰也

包絡火篇

少師曰心包之火無異心火其生尅同乎岐伯曰言同則同言異則異心火生胃心包之火不止生胃也心火尅肺心包之火不止尅肺也少師曰何謂也岐伯曰心包之火生胃亦能死胃〻土衰得心包之火而土生胃火盛得心包之大而土敗土母既敗肺金之子何能生乎少師曰同一火也何生尅之異岐伯曰心火陽火也其勢急而可避心包之火陰火也其勢緩而可親故心火之尅肺一時之刑心包之尅肺實久遠之害〻生于

刑者勢急而患未大害生于恩者勢緩而患漸深也少師曰可救乎岐伯曰亦在制火之有餘而已少師曰制之柰何岐伯曰心包陰火竊心之陽氣以自養亦必得腎之陰氣以自存心欲溫腎〻欲潤心皆先交心包以通之使腎水少衰心又分其水氣腎且供心火之不足安能分餘惠以慰心包心包乾涸毋怪其害胃土也補腎水之枯則水足灌心而化液即足注心包而化津此不救胃正所以救胃也少師曰包絡之火可瀉乎岐伯曰胃土過旺必瀉心包之火然心包之火可暫瀉而不、

可以瀉也心包逼近于心瀉包絡則心火不寧矣少師曰然則奈何岐天師曰肝經之木包絡之母也瀉肝則心包絡之火必衰矣少師曰肝亦心之母也瀉肝而心火不寒乎岐天師曰暫瀉肝則包絡損其焰而不至于害心即久瀉肝則心君減其炎亦不至于害包絡猶勝于直瀉包絡也少師曰誠若師言瀉肝經之木可救急而不可圖緩請問善後之法岐伯曰水旺則火衰既濟之道也安能舍補腎水別求瀉人哉少師曰善

陳士鐸曰包絡之火為相火相火宜補不宜瀉也宜

補而用瀉必害心包矣

三焦火篇

少師曰三焦無形其火安生乎岐伯曰三焦稱腑虛腑也無腑而稱腑有隨寓為家之義故逢木則生逢火則旺即逢金逢土亦不相仇而相得總欲竊各臟腑之氣以自旺也少師曰三焦耗臟腑之氣宜為各臟腑之所絕矣何以反親之也岐伯曰各臟腑之氣非三焦不能通達上下故樂其來親而益之以氣即有偷竊亦安焉而不問也少師曰各臟腑樂與三焦相親然三焦樂與何臟腑為更親乎岐伯曰最親者胆木也胆與肝為表

裡是肝胆為三焦之母即三焦之家也無家而寄生于母家不無府而有府乎然而三焦之性喜動惡靜上下同流不樂安居于母宅又不可謂肝胆之宮竟是三焦之府也少師曰三焦火也火必畏水何故與水親乎岐伯曰三焦之火最善制水非親水而喜入于水也蓋水無火氣之溫則水成寒水矣寒水何以化物故腎中之水得三焦之火而生膀胱之水得三焦之火而化火與水合實有既濟之歡也但恐火過于熱制水太甚水不得益而得損必有乾燥之苦也少師曰然則何以治之

岐伯曰：瀉火而水自流也。少師曰：三焦無腑，瀉三焦之火，何從而瀉之？岐伯曰：視助火之臟腑以瀉之，即所以瀉三焦也。少師曰：善。

陳士鐸曰：三焦之火附於臟腑，臟腑旺而三焦旺，臟腑衰而三焦衰，故助三焦在于助各臟腑也。瀉三焦火，可置臟腑於不問乎？然則三焦盛衰全在臟腑也。

膽木篇

少師曰膽寄于肝而木必生于水腎水之生肝即是生胆矣豈另來生胆乎岐伯曰腎水生木必先生肝々即分其水以生胆然肝與胆皆腎子也腎豈有踈于胆者乎惟胆與肝為表裡實手足相親無彼此之分也故腎水旺而肝胆同旺腎水衰而肝胆同衰非僅肝血旺而胆汁盈肝血衰而胆汁衰也少師曰然亦有腎水不衰胆氣自病者何也岐伯曰胆之汁主藏胆之氣主泄故喜通不喜塞也而胆氣又最易塞一遇外寒胆氣不通

矣一遇内鬱胆氣不通矣单補腎水不舒膽木則木中之火不能外泄势必下剋脾胃之土木土交戰多致胆氣不平非助火以刑肺必耗水以虧肝于是胆鬱肝亦鬱矣肝胆交鬱其塞益甚故必以解鬱為先不可徒補腎水也少師曰肝胆同鬱將獨解胆木之塞乎岐伯曰鬱同而解鬱烏可異哉胆鬱而肝亦鬱肝舒而膽亦舒舒胆之後濟之補水則水蔭木以敷榮木得水而調達既不絶肝之血有不生心之液者乎自此三焦得木氣以為根即包絡亦得胆氣以為助十二經無不取決于

胆也何憂厪乏哉少師曰善

陳士鐸曰肝胆同為表裡肝盛則胆盛肝衰則胆衰所以治胆以治肝為先肝易于欝而胆之易欝又寧與胆殊乎故治胆必治肝也

膀胱水篇

少師曰：水屬陰，膀胱之水謂之陽水何也？岐伯曰：膀胱之水，水中藏火也。膀胱無火，水不化，故以陽水名之。膀胱腑中本無火也，恃心腎二臟之火相通化水，水始可藏而亦可泄。夫火屬陽，膀胱既通火氣，則陰變為陽矣。

少師曰：膀胱通心腎之火，然親于腎而疎于心也。心火屬陽，膀胱亦屬陽，陽不與陽親何也？岐伯曰：膀胱與腎為表裡，最為關切，故腎親于膀胱，而膀胱亦不能疎于腎也。心不與膀胱相合，毋怪膀胱之疎心矣。然心雖不合于膀胱而心實與小腸為表裡小腸與膀胱正相通也心合小腸不得不合膀胱矣是心與膀胱其迹若遠而實近也少師曰然則膀胱親于心而隸于腎乎岐伯曰膀胱陽水也喜通陰火而不喜通陽火似心火来親未必得之化水然而腎火不通心火則陰陽不交膀胱之陽火正難化也少師曰此又何故歟岐伯曰心火下交于腎則心包三焦之火齊来相濟助胃以化膀胱之水倘心不交腎心包三焦之火各奉心火以上炎何敢下降以私通于腎既不下降敢代君以化水乎少師曰

君火無為相火有為君火不下降包絡相火正可代君出治何以心火不交相火亦不降乎岐伯曰君臣一德而天下治君火交而相火降則膀胱得火而水化君火離而相火降則膀胱得火而水乾雖君火恃相火而行亦相火必藉君火而治腎得心火之交又得包絡之降陰陽合為一性竟不能分腎為陰心為陽矣少師曰心腎之離合膀胱之得失如此乎岐伯曰膀胱可寒而不可過寒可熱而不可過熱過寒則遺過熱則閉皆心腎不交之故也此水火所以重既濟耳少師曰善

陳士鐸曰膀胱本為水臟然水中藏火無水不交無火亦不交也故心腎二腑皆通於膀胱之臟膀胱不通又何交乎交心腎正藏水火也

大腸金篇

少師曰：金能生水，大腸屬金，亦能生水乎？岐伯曰：大腸之金，陽金也，不能生水，且藉水以相生。少師曰：水何能生金哉？岐伯曰：水不生金，而能養金，養即生也。少師曰：人身火多于水，安得水以養大腸乎？岐伯曰：大腸雖水實無以養，而水苦無多，所冀者脾土生金，轉輸精液，庶無乾燥之虞，而後以腎水潤之，便慶濡澤耳。是水土俱為大腸之父母也。少師曰：土生金而大腸益燥，何也？岐伯曰：土柔而大腸潤，土剛而大腸燥矣。少師曰：土剛何以燥也岐伯曰土剛者因火旺而剛也土剛而生金更甚然未免同火俱生金喜土而畏火雖生而實剋矣安得不燥哉少師曰水潤金也又善蕩金者何故歟岐伯曰大腸得真水而養得邪水而蕩也邪正不兩立勢必相遇而相爭邪旺而正不能敵則沖激淜湃傾腸而瀉矣故大腸尤宜防水防水者防外來之水非防內存之水也少師曰人非水火不生人日飲水何以防之岐伯曰防水何若培土乎土旺足以制水土旺自能生金制水不害邪水之侵生金無愁真水之涸自必火靜而金

安可傳導而變化也。少師曰：大腸無火，往往有傳導變化而不能者，又何故歟？岐伯曰：大腸惡火，又最喜火也。惡火者，惡陽火也；喜火者，喜陰火也。陰火不同，而腎中之陰火尤其所喜。喜火者，喜其火中之有水也。少師曰：腎火雖水中之火，然而剋金，何以喜之？歧伯曰：肺腎子母也，氣無時不通。肺與大腸為表裡，腎氣生肺，即生大腸矣。大腸得腎中水火之氣，始得司其開闔也。倘水火不入于大腸，開闔無權，何以傳導變化乎？少師曰：善。

陳士鐸曰：大腸無水火，何以開闔？開闔既難，何以傳

導变化乎可悟大腸必須扵水火也大腸無水火之
真即邪来犯之故防邪仍宜潤正耳

小腸火篇

少師曰：小腸屬火乎？屬水乎？岐伯曰：小腸與心為表裡，與心同氣，屬火無疑。其體則為水之路，故小腸又屬水也。少師曰：然則小腸居水火之間，乃不陰不陽之腑乎？岐伯曰：小腸屬陽不屬陰也。兼屬之水者，以其能導水也。水無火不化，小腸有火，故能化水。水不化火而火且化水，是小腸屬火明矣。惟小腸之火代心君以變化，心即分其火氣以與小腸，始得導水以滲入于膀胱。然有心之火氣，無腎之水氣，則心腎不交，水火不合，水不能還滲于膀胱矣。少師曰：斯又何故乎？岐伯曰：膀胱水腑也，得火而化，亦必得水而親。小腸之火欲通膀胱，必得腎中真水之氣以相引，而後心腎會而水火濟，可滲入亦可傳出也。少師曰：小腸為受盛之官，既容水穀，安在腸內無水，必藉腎水之通膀胱乎？岐伯曰：真水則存而不泄，邪水則走而不守也。小腸得腎之真水，故能化水穀而分清濁，不隨水穀俱出也。此小腸所以必資于腎氣耳。少師曰：善。

陳士鐸曰：小腸之火有水以濟之，故火不上焚而水

始下降也火不上焚者有水以引之也水不下降者有火以升之也有升有引皆既濟之道也

命門真火篇

少師曰命門居水火中屬水乎屬火乎岐伯曰命門火也無形有氣居兩腎之間能生水而亦藏于水也少師曰藏于水以生水何也岐伯曰火非水不藏無水則火沸矣水非火不生無火則水絕矣水與火蓋兩相生而兩相藏也少師曰命門之火既與兩腎相親宜與各臟腑疎矣岐伯曰命門為十二經之主不止腎恃之為根各臟腑無不相合也少師曰十二經皆有火也何藉命門之生乎岐伯曰十二經之火皆後天之火也後天之

火非先天之火不化十二經之火得命門先天之火則生生不息而後可轉輸運動变化于無窮此十二經所以皆仰望于命門各倚之為根也少師曰命門之火氣甚微十二經皆来取資盡為分給不虞匱之乎岐伯曰命門居水火中水火相濟取之正無窮也少師曰水火非出于腎乎岐伯曰命門水火雖不全屬于腎亦不全離乎腎也蓋各經之水火均屬後天獨腎中水火則屬先天也後天火易旺先天火易衰故命門火微必須補火而補火必須補腎又必兼水火補之正以命門之火

可旺而不可過旺也火之過旺水之過衰也水衰不能濟火則火無所制必焚沸于十二經不受益而受損矣故補火必須于水中補之水中補火則命門與兩腎有既濟之歡分布于十二經亦無未濟之害也少師曰命門之係人生死甚重內經何以遺之岐伯曰未嘗遺也主不明則十二官危所謂主者正指命門也七節之旁有小心小心者亦指命門也人特未悟耳少師曰命門為主前人未言何也岐伯曰廣成子云窈窈冥冥其中有神恍恍惚惚其中有氣亦指命門也誰謂前人勿道

哉且命門居于腎通于任督更與丹田神室相接存神于丹田所以温命門也守氣于神室所以養命門也修仙之道無非温養命門耳命門旺而十二經皆旺命門衰而十二經皆衰也命門生而氣生命門絶而氣絶矣

少師曰善

陳士鐸曰命門為十二之主素問不明言者以主之難識耳然不明言者未嘗不顯言之也無如世人不悟耳經天師指示而命門絶而不絶矣秦火未焚之前何故修命門者少揔由于不善讀内經也

命門經主篇 五卷

雷公問于岐伯曰十二經各有一主主在何經岐伯曰腎中之命門為十二經之主也雷公曰十二經最神者心也宜心為主不宜以腎中之命門為主也岐伯曰以心為主此主之所以不明也主在腎之中不在心之內然而離心非主離腎亦非主也命門殆通心腎以為主乎豈惟通心腎哉五臟七腑無不共相貫通也雷公曰其共相貫通者何也岐伯曰人非火不生命門屬火先天之火也十二經得命門之火始能生化雖十二經

来通于門命亦命門之火原能通之也雷公曰命門屬
火宜與火相親何偏居于腎以親水氣耶岐伯曰腎火
無形之火也腎水無形之水也有形之火水能剋之無
形之火水能生之火剋于水者有形之水也火生于水
者無形之水也然而無形之火偏能生無形之水故火
不藏于火轉藏于水所謂一陽陷于二陰之間也人身
先生命門而後生心〻生肺〻生脾〻生肝〻生腎相
合而相生亦相剋而相生也十二經非命門不生正不
可以生剋而拘視之也故心得命門而神明應物也肝

得命門而謀慮也膽得命門而決斷也胃得命門而受納也脾得命門而轉輸也肺得命門而治節也大腸得命門而傳導也小腸得命門而布化也腎得命門而作強也三焦得命門而決瀆也膀胱得命門而畜洩也是十二經為主之官而命門為十二官之主有此主則十二官治無此主則十二官亡矣命門為主供十二官之取資其火易衰其火亦易旺然衰乃真衰旺乃假旺先天之火非先天之水不生水中補火則真衰者不衰矣火中補水則假旺者不旺矣見其衰補火而不濟之以水

則火益微見其旺瀉火而不濟之以水則火益熾雷公曰何道之渺乎非天師又孰能知之

陳士鐸曰命門在心腎之中又何說之有無如世人未知也此篇講得暢快非無主之文

五行生尅篇

雷公問于岐伯曰余讀内經載五行甚詳其旨盡之乎岐伯曰五行之理又何易窮哉雷公曰盍不盡言之岐伯曰談天乎談地乎談人乎雷公曰請言人之五行岐伯曰心肝脾肺腎配火木土金水非人身之五行乎雷公曰請言其變岐伯曰變則又何能盡哉試言其生尅生尅之變者生中尅也尅中生也生不全生也尅不全尅也生畏尅而不敢生也尅畏生而不敢尅也雷公曰何以見生中之尅乎岐伯曰腎生肝腎中無水水涸而

火騰矣肝木受焚腎何生乎肝生心肝中無水〻燥而木焦矣心火無煙肝何生乎心君火也包絡相火也二火無水將自炎也土不得火之生反得火之害矣脾生肺金也土中無水乾土何以生物鑠石流金不生金反尅金矣肺生腎水也金中無水死金何以出泉崩鑪飛汞不生水反尅水矣蓋五行多水則不生五行無水亦不生也雷公曰何以見尅中之生乎岐伯曰肝尅土〻得木以疏通則土有生氣矣脾尅水〻得土而畜積則土有生基矣腎尅火〻得水以相濟則火有神光矣心尅金然

肺金必得心火以煅煉也肺剋木然肝木必得肺金以斲削也非皆剋以生之乎

雷公曰：請言生不全生。岐伯曰：生不全生者，專言腎水也。各臟腑無不取資于腎，心得腎水而神明煥發也，脾得腎水而精微化導也，肺得腎水而清肅下行也，肝得腎水而謀慮決斷也，七腑亦無不得腎水而布化也。然而取資多者分給必少矣，親于此者疏于彼，厚于上者薄于下，此生之所以難全也。

雷公曰：請言剋不全剋。岐伯曰：剋不全剋者，專言腎火也。腎火易動難靜，易逆難順，易上難下，故一動則無不動矣一逆則無不逆矣一上則無不上矣騰于心躁煩矣入于脾乾涸矣升于肺喘嗽矣流于肝焚燒矣沖擊于七腑燥渴矣雖然腎火乃雷火也亦龍火也龍雷之火其性雖猛然聚則力專分則勢散無乎不剋反無乎全剋矣

雷公曰生畏剋而不敢生者若何岐伯曰肝木生心火也而肺金太旺肝畏肺剋不敢生心則心氣轉弱金剋肝木矣心火生胃土也而腎火太旺不敢生胃則胃氣更虚水侵胃土矣心包之火生脾土也而腎水過泛不敢生脾則脾氣加困水欺脾土矣脾胃

之土生肺金也而肝木過剛脾胃畏肝不敢生肺則肺氣愈損木侮脾胃矣肺金生腎水也而心火過炎肺畏心剋不敢生腎則腎氣益枯火刑肺金矣腎水生肝木也而脾胃過燥腎畏脾胃之土不敢生肝則肝氣更凋土制腎水矣雷公曰何法以制之乎岐伯曰制剋以遂其生則生不畏剋助生而忘其剋則剋即為生雷公曰善剋畏生而不敢剋者又若何岐伯曰肝木之盛由于腎水之旺也木旺而肺氣自衰柔金安能剋剛木乎脾胃土盛由于心火之旺也土旺而肝氣自弱僵木能剋

焦土乎腎水之盛由肺金之旺也水旺而脾土自微淺土能剋滿水乎心火之盛由于肝木之旺也火旺而腎氣必虛弱水能剋烈火乎肺金之盛由于脾土之旺也金盛而心氣自怯寒火能剋頑金乎雷公曰何法以制之岐伯曰救其生不必制其剋則弱多為强因其剋及更培其生則衰轉為盛雷公曰善

陳士鐸曰五行生剋本不可顛倒不可顛倒而顛倒者言生剋之變也篇中專言其變而變不可窮矣當細細觀之

小心真主篇

為當問于岐伯曰物之生也生于陽物之成也成于陰陽火也陰水也二者在身藏于何物乎岐伯曰大哉問也陰陽有先後天之殊也後天之陰陽藏于各臟腑先天之陰陽藏于命門為當曰命門何物也岐伯曰命門者水火之源水者陰中之水也火者陰中之火也為當曰水火均屬陰是命門藏陰不藏陽也其藏陽又何所乎岐伯曰命門藏陰即藏陽也為當曰其藏陰即藏陽之義何居岐伯曰陰中之水者真水也陰中之火者真

火也真火者真水之所生真水者真火之所生也水生于火者火中有陽也火生于水者水中有陽也故命門之火謂之原氣命門之水謂之原精精旺則體强氣旺則形壯命門水火實藏陰陽所以為十二經之主也主者即十二官之化源也命門之精氣盡則水火兩亡陰陽間隔真息不調人病輒死矣為當曰陰陽有偏勝何也岐伯曰陰勝者非陰盛也命門火微也陽勝者非陰盛也命門水竭也為當曰陰勝在下陽勝在上者何也岐伯曰陰勝于下者水竭其源則陰不歸陽矣陽勝于

上者火衰其本則陽不歸陰矣陽不歸陰則火炎于上而不降陰不歸陽則水沉于下而不升可見命門為水火之府也陰陽之宅也精氣之根也死生之竇也為當曰命門為十二官之主寄于何臟岐伯曰七節之旁中有小心小心即命門也為當曰鬲肓之上中有父母非小心之謂歟岐伯曰鬲肓之上中有父母者言三焦包絡也非言小心也小心在心之下腎之中

陳士鐸曰小心在心腎之中乃陰陽之中也陰無陽氣則火不生陽無陰氣則水不長世人錯認小心在

高肓之上此命門：真主不明也誰知小心即命門
哉

水不剋火篇

大封司馬問于岐伯曰水剋火者也人有飲水而火不解者豈火不能制水乎岐伯曰人生于火養于水〻養火者先天之真水也水剋火者後天之邪水也飲水而火熱不解者外水不能救內火也大封司馬曰余終不解其義幸明示之岐伯曰天開于子地闢于丑人生于寅〻實有火也天地以陽氣為生以陰氣為殺陽即火陰即水也然而火不同有形之火離火也無形之火乾火也有形之火水之所剋無形之火水之所生飲水而

火不解者無形之火得有形之水而不相入也豈惟不能解且有激之而火熾者大封司馬曰然則水不可飲乎岐伯曰水可少飲以解燥不可暢飲以解氛大封司馬曰此何故乎岐伯曰無形之火旺則有形之火微無形之火衰則有形之火盛火得水反熾必多飲水也水多則無形之火因之益微矣無形之火微而有形之火愈增酷烈之勢此外水之所以不能救內火非水之不尅火也大封司馬曰何以治之岐伯曰補先天無形之水則無形之火自息矣不可見其火熱飲水不解勸多

飲以速亡也

陳士鐸曰水分有形無形何疑於水哉水剋有形之火難剋無形之火故水不可飲也說得端然質 理非泛然而論也

三關升降篇

巫咸問曰：人身三關在何經乎岐伯曰三關者河車之關也上玉枕中腎脊下尾閭巫咸曰三關何故關人生死乎岐伯曰關人生死故名曰關巫咸曰請問生死之義岐伯曰命門者水中火也水火之中實藏先天之氣脾胃之氣後天之氣也先天之氣不交于後天則先天之氣不長後天之氣不交于先天則後天之氣不化二氣必晝夜交而後生生不息也然而後天之氣必得先天之氣先交而後生而先天之氣必由下而上升降諸

脾胃以分散于各臟腑三關者先天之氣所行之徑道也氣旺則升降無礙氣衰則阻阻則人病矣巫咸曰氣衰安旺乎岐伯曰助命門之火益腎陰之水則氣自旺矣巫咸曰善

陳士鐸曰人有三關故可生可死然生死實在先天不在後天也篇中講後天者逆死而生非愛生而惡死人能長守先天何惡先天之能死乎

表微論

奚仲問于岐伯曰天師陰陽別論中有陰結陽結之言結在臟乎抑結在腑乎岐伯曰合臟腑言之也奚仲曰臟陰腑陽陰結在臟陽結在腑乎岐伯曰陰結陽結者言陰陽之氣結也合臟腑言之非陽結而陰不結陰結而陽不結也陰陽之道彼此相根獨陽不結獨陰亦不結也奚仲曰陰陽別論中又有剛與剛之言〻臟乎言腑乎岐伯曰專言臟腑也陽陰氣不和臟腑有過剛之失兩剛相遇陽過旺陰不相接也奚仲曰臟之剛乎抑

腑之剛乎？岐伯曰：臟剛傳腑則剛在臟也，腑剛傳臟則剛在腑也。奚仲曰：陰陽别論中又有陰搏陽搏之言，亦言臟腑乎？岐伯曰：陰搏陽搏者，言十二經之脉，非言臟腑也。雖然十二臟腑之陰陽不和，而後十二經脉始現陰陽之搏，否則搏之象不現于脉也。然則陰搏陽搏，言脉而即言臟腑也。奚仲曰：善。

陳士鐸曰：陽結陰結，陰搏陽搏，俱講淂微妙。

呼吸篇

雷公問于岐伯曰：人氣之呼吸應天地之呼吸乎？岐伯曰：天地人同之。雷公曰：心肺主呼，腎肝主吸，是呼出乃心肺也，吸入乃腎肝也，何有時呼出不屬心肺而屬腎肝，吸入不屬腎肝而屬心肺乎？岐伯曰：一呼不再呼，一吸不再吸，故呼中有吸，吸中有呼也。雷公曰：請悉言之。岐伯曰：呼出者，陽氣之出也；吸入者，陰氣之入也。故呼應天而吸應地。呼不再呼，呼中有吸也；吸不再吸，吸中有呼也。故呼應天而亦應地，吸應地而亦應天。所以呼出心也肺也從天言之也吸入腎也肝也從地言之也呼出腎也肝也從地言之也吸入心也肺也從天言之也蓋獨陽不生呼中有吸者陽中有陰也獨陰不長吸中有呼者陰中有陽也天之氣不降則地之氣不升地之氣不升則天之氣不降天之氣下降者即天之氣呼出也地之氣上升者即地之氣吸入也故呼出心肺陽氣也而腎肝陰氣輒隨陽而俱出矣吸入腎肝陰氣也而心肺陽氣輒隨陰而俱入矣所以陰陽之氣雖有呼吸而陰陽之根無間隔也呼吸之間雖有出入而陰陽

之本無兩岐也雷公曰善

陳士鐸曰呼中有吸吸中有呼是一是二人可參天

地也

脉動篇

雷公問于岐伯曰手太陰肺足陽明胃足少陰腎三經之脉常動不休者何也岐伯曰脉之常動不休者不止肺胃腎也雷公曰何以見之岐伯曰四末陰陽之會者氣之大絡也四街者氣之曲徑也周流一身晝夜環轉氣無一息之止脉無一晷之停也肺胃腎脉獨動者勝于各臟腑耳非三經之氣獨動不休也夫氣之在脉也邪氣中之也有清氣中之有濁氣中之邪氣中之也清氣中在上濁氣中在下此皆客氣也見于脉中决于氣

口氣口虛補而實之氣口盛瀉而泄之雷公曰十二經動脈之穴可悉舉之乎岐伯曰手厥陰心包經動脈在手之勞宮也手太陰肺經動脈在手之大淵也手少陰心經動脈在手之陰郄也足太陰脾經動脈在腹衝門也足厥陰肝經動脈在足之太衝也足少陰腎經動脈在足之和髎也手少陽三焦經動脈在面之和髎也手太陽小腸經動脈在項之天窗也手陽明大腸經動脈在手之陽谿也足太陽膀胱經動脈在足之委中也足少陽胆經動脈在足之懸鐘也足陽明胃經動脈在足

之沖陽也各經時動時止不若胃為六腑之原肺為五臟之主腎為十二經之海各常動不休也

陳士鐸曰講脉之動處俱有條理非無因之文也

瞳子散大篇

雲師問于岐伯曰：目病瞳子散大者何也岐伯曰必得之内熱多飲也雲師曰世人好飲亦常耳未見瞳子皆散大也岐伯曰内熱者氣血之虚也氣血虚則精耗矣五臟六腑之精皆上注于目瞳子尤精之所注也精注瞳子而目明精不注瞳子而目暗今瞳子散大則視物必無準矣雲師曰然往往視小為大也岐伯曰瞳子之系通于腦腦熱則瞳子亦熱熱極而瞳子散大矣夫瞳子之精神水也得腦氣之熱則水中無非火氣火欲爆

而光不收安得不散大乎雲師曰何火之虐乎岐伯曰必飲火酒兼食辛熱之味也火酒大熱得辛熱之味以助之則益熱矣且辛之氣散而火酒者氣酒也亦主散況火酒至陽之味陽之味必升于頭面火熱之毒直歸于腦中矣腦中之精最惡散而最易散也得火酒辛熱之氣有隨入隨散者腦氣既散于中而瞳子散大應于外矣彼氣血未虛者腦氣尚不至盡散也故瞳子亦無散大之象然目則未有不昏者也雲師曰善

陳士鐸曰瞳子散大不止于酒大約腎水不足亦能

散大然水之不足乃火之有餘也益其陰而大降火降而散大者不散大也不可悟火之虐乎必認作火酒之一者尚非至理

診原篇 六卷

雷公問于岐伯曰：五臟六腑各有原穴，診之可以知病何也？岐伯曰：診脉不若診原也。雷公曰：何謂也？岐伯曰：原者脉氣之所注也，切脉之法繁而難知，切腧之法約而易識。雷公曰：請言切腧之法。岐伯曰：切腧之法不外陰陽。氣来清者陽也，氣来濁者陰也，氣来浮者陽也，氣来沉者陰也。浮而無者陽將絕也，沉而無者陰將絕也。浮而清者陽氣之生也，沉而清者陰氣之生也，浮而濁者陰血之長也，浮而清者陽血之長也。以此診腧則生

死淺深如見矣

陳士鐸曰診原法不傳久矣天師之論真得其要也

精氣引血篇

力牧問于岐伯曰九竅出血何也岐伯曰血不歸經耳

力牧曰病可療乎岐伯曰療非難也引其血之歸經則瘥矣

力牧曰九竅出血臟腑之血皆出矣難療而曰易療者何也

岐伯曰血失一經者重血失衆經者輕失一經者傷臟腑也

失衆經者傷經絡也

力牧曰血已出矣何引而歸之

岐伯曰補氣以引之補精以引之也

力牧曰氣虛則血難攝補氣攝血則余已知之矣補精引血余實未知也

岐伯曰血之妄行由腎火之亂動也腎火

亂動由腎水之大衰也血得腎火而有所歸亦必得腎水以濟之也夫腎水腎火如夫婦之不可離也腎水旺而腎火自歸腎火妄而各經之血自息猶婦在家而招其夫夫既歸宅外侮輒散此補精之能引血也力牧曰兼治之乎抑单治之乎岐伯曰先補氣後補精氣虛下能攝血血攝而精可生也精虛不能藏血血藏而氣益旺也故補氣必須補精耳力牧曰善雖然血之妄出疑火之祟耳不清火而補氣毋乃助火乎岐伯曰血至九竅之出是火盡外泄矣熱變為寒烏可再泄火乎清火

则血愈多矣力牧曰善

陳士鐸曰失血補氣本是妙理誰知補精即補氣乎補氣寓於補精之中補精寓于補血之內豈是泛然作論者寒变熱〻变寒參得个中趣纔是大羅仙

天人一氣篇

大撓問于岐伯曰天有轉移人氣隨天而轉移其故何也岐伯曰天之轉移陰陽之氣也人之氣亦陰陽之氣也安得不隨天氣為轉移乎大撓曰天之氣分春夏秋冬人之氣惡能分四序哉天之氣配日月支干人之氣惡能配兩曜一旬十二時哉岐伯曰公泥于甲子以論天也天不可測而可測人亦不可測而可測也天之氣有春夏秋冬人之氣有喜怒哀樂未嘗無四序也天之氣有日月人之氣有水火未嘗無兩曜也天之氣有甲

乙丙丁戊己庚辛壬癸人之氣有陽蹻陰蹻帶衝任督陽維陰維命門胞絡未嘗無一旬也天之氣有子丑寅卯辰巳午未申酉戌亥人之氣有心肝脾肺腎心包胆胃膀胱三焦大小腸未嘗無十二時也天有氣人即有氣以應之天人何殊乎大撓曰天之氣萬古如斯人之氣何故多變動乎岐伯曰人氣之變動因乎人亦因乎天也春宜温而寒則春行冬令矣春宜温而熱則春行夏令矣春宜温而凉則春行秋令矣夏宜熱而温則夏行春令也夏宜熱而凉則夏行秋令也夏宜熱而寒則

夏行冬令也秋宜凉而熱非秋行夏令乎秋宜凉而温非秋行春令乎秋宜凉而寒非秋行冬令乎冬宜寒而温是冬行春令矣冬宜寒而熱是冬行夏令矣冬宜寒而凉是冬行秋令矣倒行逆施在天既變動若此欲人臟腑中不隨天變動必不得之數矣大撓曰天氣變動人氣隨天而轉移宜盡人皆如是矣何以有變有不變也岐伯曰人氣隨天而變者常也人氣不隨天而變者非常也大撓曰人氣不隨天氣而變此正人守其常也天師謂非常者予不得其旨請言其變岐伯曰宜變而

不變常也而余謂非常者以其異于常人也斯人也必平日固守元陽未喪其真陰者也陰陽不凋隨天氣之變動彼自行其陰陽之正令故能不變耳大撓曰彼變動者何以治之岐伯曰有餘者瀉之不足者補之㪍則達之熱則寒之寒則温之如此而已

陳士鐸曰天人合一安能變乎説湏合一之旨

地氣合人篇

大撓問曰：天人同氣，不識地氣亦同于人乎？岐伯曰：地氣之合于人氣，素問靈樞已詳哉言之，何公又問也。大撓曰：內經言地氣統天氣而並論也，未嘗分言地氣。岐伯曰：三才並立，天氣即合于地氣，地氣即合于人氣，原不必分言之也。大撓曰：地氣有獨合于人氣之時，請言其所以合也。岐伯曰：言其合則合，言其分則分。大撓曰：請言人之獨合于地氣。岐伯曰：地有九州，人有九竅，此人之獨合于地也。大撓曰：內經言之矣。岐伯曰：雖言之未嘗分晰之也大撓曰請言其分岐伯曰左目合冀右目合雝鼻合豫左耳合揚右耳合兖口合徐臍合荆前陰合營後陰合幽也大撓曰其病何以應之岐伯曰冀之地氣逆而人之左目病焉雝之地氣逆而人之右目病焉豫之地氣逆而人之鼻病焉揚之地氣逆而人之左耳病焉兖之地氣逆而人之右耳病焉徐之地氣逆而人之口病焉荆之地氣逆而人之臍病焉營之地氣逆而人之前陰病焉幽之地氣逆而人之後陰病焉此地氣之合病氣也大撓曰有驗有不驗何也岐伯曰驗

者人氣之漓也不驗者人氣之固也固者多漓者少故驗者亦少似地氣之不盡合人氣也然而合者理也大撓曰既有不驗恐非定理岐伯曰醫統天地人以言道烏可缺而不全乎寧言地氣聽其驗不驗也大撓曰善

陳士鐸曰地氣實合于天何分於人乎地氣有驗不驗者非分於地氣已說其合胡必求其合哉

三才並論篇

鬼臾區問曰五運之會以司六氣六氣之變以害五臟是五運之陰陽即萬物之綱紀變化之父母生殺之本始也夫子何以教區乎岐伯曰子言是也臾區退而作天元紀各論以廣五運六氣之義岐伯曰臾區之言大而肆乎雖然執臾區之論概治五臟之病是得一而失一也臾區曰何謂乎岐伯曰五運者五行也談五運即闡五行也然五行止有五、運變成六明者視六猶五也昧者眩六為千矣臾區曰弟子之言非歟岐伯曰子言是也臾區曰弟子言是夫子有後言請亟焚之岐伯曰醫道之大也得子言大乃顯然而醫道又微也執子言微乃隱余所以有後言也雖然余之後言正顯子言之大也臾區曰請悉言之岐伯曰五運乘陰陽而變遷五臟因陰陽而變動執五運以治病未必有合也舍五運以治病未必相離也遺五運以立言則醫理缺其半統五運以立言則醫道該其全予故稱子言之大而肆也鬼臾區曰請言缺半之理岐伯曰陰陽之氣有盈有虛男女之形有強有弱盈者虛之兆虛者盈之機蓋兩

相伏也强者弱之媒弱者强之福盖两相倚也合天地人以治邪不可止執五運以治邪也合天地人以扶正不可止執五運以扶正也鬼臾區曰醫道合天地人者始無弊乎岐伯曰人之陰陽與天地相合也陽極生陰陰極生陽未嘗異也世疑陰多于陽陰有群陰陽無二陽也誰知陽有二陽乎有陽之陽有陰之陽君火為陽之陽相火為陰之陽人有君火相火而天地亦有之始成其為天成其為地也使天地無君火萬物何以昭蘇天地無相火万物何以震動天地之君火日之氣也天

地之相火雷之氣也雷出于地而轟于天日臨于天而照于地蓋上下相合人亦何獨不然合天地人以治病則得其全執五運以治病則缺其半矣鬼臾區稽首而嘆曰大哉聖人之言乎區無以測師矣

陳士鐸曰六氣即五行之論知五行即知六氣矣世不知五運即不知五行也不知五行即不知六氣矣

五運六氣離合篇

鬼臾區問曰五運與六氣並講人以為異柰何岐伯曰五運非六氣則陰陽難化六氣非五運則疾病不成二者合而不離也夫寒暑濕燥風火此六氣也金木水火土此五運也六氣分為六五運分為五何不可者詎知六氣可分而五運不可分也蓋病成于六氣可指為寒暑濕燥風火病成于五運不可指為金木水火土以金病必兼水水々病必兼木木々病必兼火火々病必兼土土々病必兼金也且有金病而木亦病木病而土亦病土病而

水亦病，水病而火亦病，火病而金亦病也。故六氣可分門以論症，五運終難拘歲以分門，誠以六氣隨五運以為轉移，五臟因六氣為變亂，此分之不可分也。鬼臾區曰：然則何以治六氣乎？岐伯曰：五運之盛衰，隨五臟之盛衰為強弱。五臟盛而六氣不能衰，五臟強而六氣不能弱。逢司天在泉之年，寒暑濕燥風火有病有不病者，正五臟強而不弱也。所以五臟盛者，何畏運氣之侵哉！

鬼臾區曰：善。

陳士鐸曰：六氣之病，因五臟之不調也。五臟之不調

即五行之不正也調五行即調六氣矣

六氣分門篇

雷公問于岐伯曰五運六氣合而不離統言之可也何鬼臾區分言之多乎岐伯曰五運不可分六氣不可合雷公曰其不可合者何也岐伯曰六氣之中有暑火之異也雷公曰暑火皆火也何分乎岐伯曰火不一也暑外火〻內火也雷公曰等火耳火與火相合而相應也柰何異視之岐伯曰內火之動必得外火之引外火之侵必得內火之召也似可合以立論而終不可合以分門者內火與外火異也蓋外火君火也內火相火也君

火即暑相火即火暑乃陽火〻乃陰火〻性不同烏可不區而別乎六氣分陰陽分三陰三陽也三陰三陽中分陽火陰火者分君相之二火也五行概言火而不分君相六氣分言火而各配支干二火分配而暑與火各司其權各成其病矣故必宜分言之也吏區之說非私言也實聞予論而推廣之雷公曰予昧矣請示世之不知二火者

陳士鐸曰五行止有一火六氣乃有二火有二火乃分配支干矣支干雖分而君相二火實因六氣而異

言之於不可異而異者異之於陰陽之二火也

六氣獨勝篇

雍父問曰：天地之氣陰陽盡之乎岐伯曰陰陽足以包天地之氣也雖然陰陽之中變化錯雜未可以一言盡也雍父曰請言其變岐伯曰六氣盡之矣雍父曰六氣是公之已言也請言所未言岐伯曰六氣之中有餘不足勝復去留臾區言之矣尚有一端未言也遇司天在泉之年不隨天地之氣轉移實有其故不可不論也雍父曰請悉論之岐伯曰辰戌之歲太陽司天而天柱不能室抑之此肝氣之勝也巳亥之歲厥陰司天而天蓬

不能窒抑之此心氣之勝也丑未之歲太陰司天而天蓬不能窒抑之此包絡之氣勝也子午之歲少陰司天而天衝不能窒抑之此脾氣之勝也寅申之歲少陽司天而天英不能窒抑之此肺氣之勝也卯酉之歲陽明司天而天内不能窒抑之此腎氣之勝也雍父曰司天之勝予知之矣請言在泉之勝岐伯曰丑未之歲太陽在泉而地晶不能窒抑之此肝胆之氣勝也寅申之歲厥陰在泉而地玄不能窒抑之此心與小腸之氣勝也辰戌之歲太陰在泉而地玄不能窒抑之此包絡 三佳

之氣勝也卯酉之歲少陰在泉而地蒼不能窒抑之此
脾胃之氣勝也巳亥之歲少陽在泉而地彤不能窒抑之
此肺與大腸之氣勝也子午之歲陽明在泉而地阜不
能窒抑之此腎與膀胱之氣勝也雍父曰予聞順天地
之氣者昌逆天地之氣者亡今不為天地所窒抑是逆
天地矣不夭而獨存何也岐伯曰順之昌者順天地之
正氣也逆之亡者逆天地之邪氣也順可逆而逆可順
乎雍父曰同是人也何以能獨勝乎岐伯曰人之强弱
不同縱慾與節慾異也雍父曰善

陳士鐸曰天蓬地玄獨有二者正分其陰陽也陰陽同而神亦同者正顯其順逆也可見宜順不宜逆矣

三合篇

雷公問曰：寒暑燥湿風火此六氣也天地之運化何合于人而生病岐伯曰五行之生化也雷公曰人之五臟分金木水火土彼此有勝負而人病此臟腑之自病也何關于六氣乎岐伯曰臟腑之五行即天之五行地之五行也天地人三合而生化出矣雷公曰請問三合之生化岐伯曰東方生風〻生木〻生酸〻生肝〻生筋〻生心在天為風在地為木在體為筋在氣為柔在臟為肝其性為暄其德為和其用為動其色為蒼其化為

榮其蟲毛其政為散其令宣發其變摧拉其眚隕落其
味為酸其志為怒、傷肝悲勝怒風傷肝燥勝風酸傷
筋辛勝酸此天地之合人肝也南方生熱、生火、生
苦、生心、生血、生脾在天為熱在地為火在體為
脉在氣為炎在臟為心其性為暑其德為顯其用為躁
其色為赤其化為茂其蟲羽其政為明其令鬱蒸其變
炎爍其眚燔焫其味為苦其志為喜、傷心恐勝喜熱
傷氣寒勝熱苦傷氣鹹勝苦此天地之合人心也中央
生濕、生土、生甘、生脾、生肉、生肺在天為濕

在地為土在體為肉在氣為充在臟為脾其性靜堅其德為濡其用為化其色為黃其化為盈其虫保其政為謐其令雲雨其變動注其青淫潰其味為甘其志為思思傷脾怒勝思濕傷肉風勝濕甘傷脾酸勝甘此天地之合人脾也西方生燥燥生金金生辛辛生肺肺生皮毛在天為燥在地為金在體為皮毛在氣為成在臟為肺其性為涼其德為清其用為固其色為白其化為斂其虫介其政為勁其令霧露其變肅殺其青蒼落其味為辛其志為憂憂傷肺喜勝憂熱傷皮毛寒勝熱辛傷

皮毛苦勝辛此天地之合人肺也北方生寒〻生水〻生鹹〻生腎〻生骨髓〻生肝在天為寒在地為水在體為骨在氣為堅在臟為腎其性為凜其德為寒其用為藏其色為黑其化為肅其虫鱗其政為靜其令為寒其變凝冽其眚冰雹其味為鹹其志為恐〻傷腎思勝恐寒傷血燥勝寒鹹傷血甘勝鹹此天地之合人腎也五臟合金木水火土斯化生之所以出也天地不外五行安得不合哉雷公曰五行止五不應與六氣合也岐伯曰六氣即五行也雷公曰五行五而六氣六何以相

合乎岐伯曰使五行止五則五行不奇矣五行得六氣則五行之變化無窮余所以授六氣之論而更區乃肆言之也雷公曰六氣之中各配五行獨火有二此又何故岐伯曰火有君相之分耳人身火多于水五臟之中無臟非火也是以天地之火亦多于金木水土之正顯天地之合于人耳雷公曰大哉言乎釋蒙解惑非天師之謂歟請載登六氣之篇

陳士鐸曰五行不外五臟五臟即六氣之論也因五行止有五惟火為二故六氣合二火而論之其實合

五臓而言之也

四時六氣異同篇　七卷

天老問曰：五臟合五時，六經應六氣，然診要經絡篇以六氣應五臟而終于六經，四時刺逆從論以六經應四時而終于五臟；診要篇以經脉之生于五臟而外合于六經，四時刺逆從論以經脉本于六氣而外連于五臟，何也？岐伯曰：人身之脉氣，上通天，下合地，未可一言盡也，故彼此錯言之耳。天老曰：章句同而意旨異，不善讀之，吾恐執而不通也。岐伯曰：醫統天地人以立論，不知天何知地，不知地何知人。脉氣循于皮肉筋骨之間，內合五行外合六氣，安得一言而盡乎？不得不分之以歸于一也。天老曰：請問歸一之旨。岐伯曰：五時之合五臟也，即六氣之合五臟也；六氣之應六經也，即五時之應六經也。知其同，何難知異哉？天老曰：善。

陳士鐸曰：何嘗異，何必求同；何嘗同，不妨言異。人惟善求之可耳。

司天在泉分合篇

天老問曰：司天在泉二氣相合主歲何分岐伯曰歲半以上天氣主之歲半以下地氣主之天老曰司天之氣主上半歲乎在泉之氣主下半歲乎岐伯曰然天老曰司天之氣何以主上半歲也岐伯曰春夏者天之陰陽也陽生陰長天之氣也故上半歲主之天老曰在泉之氣何以主下歲也岐伯曰秋冬者地之陰陽也陰殺陽藏地之氣也故下半歲主之天老曰一歲之中天地之氣截然分乎岐伯曰天地之氣無日不交司天之氣始

于地之左在泉之氣本乎天之右一歲之中互相感召雖分而實不分也天老曰然則司天在泉何必分之乎岐伯曰不分言之則陰陽不明奚以得陰中有陽陽中有陰之義乎司天之氣始于地而終于天在泉之氣始于天而終于地天地升降環轉不息實有如此所以可合而亦可分之也天老曰司天之氣何以始于地在泉之氣何以始于天乎岐伯曰司天之氣始于地之左地中有天也在泉之氣始于天之右天中有地也天老曰善

陳士鐸曰司天在泉合天地以論之總是善言天地者

從化篇

天老問曰：燥從熱發，風從燥起，埃從風生，雨從濕注，熱從寒来，其故何歟？岐伯曰：五行各有勝，亦各有制，制之太過則受制者應之，反從其化也。所以熱之極者，燥必隨之，此金之從火也；燥之極者，風必隨之，此木之從金也；風之極者，塵霾隨之，此土之從木也；濕蒸之極者，霖雨隨之，此水之從土也；陰寒之極者，雷電隨之，此火之從水也。乃承制相從之理，何足異乎？天老曰：何道而使之不從乎？岐伯曰：從火者潤其金乎，從金者抒其木乎從木者培其土乎從土者導其水乎從水者助其火乎毋不足毋有餘得其平而不從矣天老曰潤其金而金仍從火抒其木而木仍從金培其土而土仍從木導其水而水仍從土助其火而火仍從水柰何岐伯曰此陰陽之已變水火之已漓非藥石針灸之可療也

陳士鐸曰言淺而論深

冬夏火熱篇

胡孔甲問于岐伯曰冬令嚴冷凜冽之氣逼人肌膚人宜畏寒反生熱症何也岐伯曰外寒則內益熱也胡孔甲曰外寒內熱人宜同病何故獨熱岐伯曰腎中水虛不能制火因外寒相激而火發也人生無臟非火無腑非火也無不藉腎水相養腎水盛則火藏腎水涸則火動內無水養則內熱已極又得外寒束之則火之鬱氣一發多不可救胡孔甲曰火必有所助而後盛火發于外外無火助宜火之少衰乃熱病發于夏轉輕發于冬

反重何也岐伯曰此正顯火鬱之氣也暑日氣散而火難居冬日氣藏而火難泄難泄而泄之則鬱怒之氣所以難犯而轉重也胡孔甲曰可以治夏者治冬乎岐伯曰辨其火熱之真假耳毋論冬夏也胡孔甲曰善

陳士鐸曰治鬱無他治之法人亦治鬱而已矣

暑火二氣篇

祝融問于岐伯曰暑與火皆熱症也何六氣分為二乎岐伯曰暑病成于夏火病四時皆有故分為二也祝融問曰火病雖四時有之然多成于夏熱蘊于夏而發于四時宜暑包之矣岐伯曰火不止成于夏四時可成也火宜藏不宜發火發于夏日者火以引火也其在四時雖無火之可發而火蘊結于臟腑之中每能自發其酷烈之勢較外火引之者更橫安可談暑而不談火乎祝融曰火不可發也發則多不可救與暑熱之相犯有異

乎岐伯曰暑與火熱同而實異也惟其不同故夏日之火不可與春秋冬之火共論惟其各異即夏日之暑不可與夏日之火並舉也蓋火病乃臟腑自生之熱非夏令暑熱所成之火故火症生于夏仍是火症不可謂火是暑〻即是火也祝融曰暑火非一也分二氣宜矣

陳士鐸曰暑與火不可並論獨土至理

陰陽上下篇

常伯問于岐伯曰陽在上陰在下陽氣亦下行乎岐伯曰陰陽之氣上下相同陽之氣未嘗不行于下也常伯曰寒厥到膝不到巔頭痛到巔不到膝非陰氣在下陽氣在上之明驗乎岐伯曰陰氣生于陽〻氣生于陰盖上下相通無彼此之離也陽氣從陰出于經脉之外陰氣從陽入于經脉之中始得氣血貫通而五臟七腑無不周遍也寒厥到膝陽不能達也非陽氣專在上而不在下也頭痛到巔陰不能降也非陰氣專在下而不在

上也天地不外陰陽天地之陰陽不交則寒暑往来收藏生長咸無準實人何獨異哉

陳士鐸曰陽宜達陰宜降也二者相反則達者不達降者不降矣論理陽之達有降之勢陰之降有達之機總貴陰陽之不可反也

營衛交重篇

雷公問曰陽氣出于衛氣陰氣出于營氣陰主死陽主生陽氣重于陰氣宜衛氣重于營氣矣岐伯曰營衛交重也雷公曰請問交重之旨岐伯曰宗氣積于上焦營氣出于中焦衛氣出于下焦蓋有天有陽氣有陰氣人稟天地之二氣亦有陰陽衛氣即陽也由下焦至中焦以升于上焦從陰出陽也營氣即陰也由中焦至上焦以降于下焦從陽入陰也二氣並重交相上下交相出入交相升降而後能生氣于無窮也雷公曰陰陽不可

雖子既已知之矣但陰氣難升者謂何岐伯曰陰氣精專必隨宗氣以同行于經隧之中始于手太陰肺經太淵穴而行于手陽明大腸經足陽明胃經足太陰脾經手少陰心經手太陽小腸經足太陽膀胱經足少陰腎經手厥陰心包經手少陽三焦經足少陽胆經足厥陰肝經而又始于手太陰肺經蓋陰在内不在外陰主守内不主衛外紆折而若難升實無豎之不升也故營衛二氣人身並重未可重衛輕營也雷公曰善

陳士鐸曰營衛原並重也世重衛而輕營者不知營

衡也

五臟互根篇

雷公問于岐伯曰陽中有陰々中有陽余既知之矣然論陰陽之變遷也未知陰中有陽々中有陰亦有定位乎岐伯曰陰陽互相根也原無定位然求其位亦有定也肺開竅于鼻心開竅于舌脾開竅于口肝開竅于目腎開竅于耳厥陰與督脉會于巔此陽中有陰々居陽位也肝與胆為表裡心與小腸為表裡腎與膀胱為表裡脾與胃為表裡肺與大腸為表裡包絡與三焦為表裡此陰中有陽々居陰位也雷公曰請言互根之位岐

伯曰耳屬腎而聽聲〻屬金是耳中有肺之陰也鼻屬肺而聞臭〻屬火是鼻中有心之陰也舌屬心而知肺味〻屬土是舌中有脾之陰也目有五輪通貫五臟腦屬腎各會諸体是耳與腦有五臟之陰也大腸俞在脊十六椎旁胃俞在脊十二椎旁小腸俞在背第十八椎膽俞在脊十椎旁膀胱俞在中膂第二十椎三焦俞在腎俞之上脊第十三椎之旁包絡無俞寄于膈俞在上七椎之旁是七腑陽中有陰之位也惟各有位故其根生〻不息也否則虛器耳何根之有哉雷公曰善

陳士鐸曰陰中有陽〻中有陰無位而有位者以陰陽之有根也

八風固本篇

雷公問于岐伯曰：八風出于天乎？出于地乎？抑出于人乎？岐伯曰：八風出于天地，人身之五風合而成病，人無五風，天地之風不能犯也。雷公曰：請問八風之分天地也。岐伯曰：八風者，春夏秋冬東西南北之風也。春夏秋冬之風，時令之風也，屬于天；東西南北之風，方隅之風也，屬于地。然而地得天之氣風乃長，天得地之氣風乃大，是八風屬于天地，可分而不可分也。雷公曰：人之五風何以合天地乎？岐伯曰：五風者，心肝脾肺腎之風也。五臟虛而風生矣，以內風召外風，天地之風始翕然相合。五臟不虛，內既無風，外風何能入乎？雷公曰：風既入矣，祛外風乎？抑消內風乎？岐伯曰：風由內召，不治內將何治乎？雷公曰：治內風而外風不散，柰何？岐伯曰：內風不治，外風益入，安得散乎？治臟固其本，治風衛其標，善治八風者也。雷公曰：何言之善乎！請誌之，傳示來者。

陳士鐸曰：小風之來，皆外感也。外感因于內招，故單治內不可也，單治外亦不可也，要在分之中宜合，合之中宜分也。

八風命名篇八卷

少俞問岐伯曰八風分春夏秋冬東西南北乎岐伯曰然少俞曰東西南北不止四風合之四時則八風不足以概之也岐伯曰風不止八而八風實足概之少俞曰何謂也岐伯曰風從東方来得春氣也風從東南来得春氣而兼夏氣矣風從南方來得夏氣也風從西南來得夏氣而兼秋氣矣風從西方来得秋氣也風從西北来得秋氣而兼冬氣矣風從北方来得冬氣也風從東北来得冬氣而兼春氣矣此方隅時令合而成八也少

俞曰八風有名乎岐伯曰東風名和風也東南風名薰風也南風名熱風也西南風名溫風也西風名商風也西北風名涼風也北風名寒風也東北風名陰風也又方隅時令合而名之也少俞曰其應病何如乎岐伯曰和風傷在肝也外病在筋薰風傷在胃也外病在肌熱風傷在心也外病在脈溫風傷在脾也外病在腹商風傷在肺也外病在皮涼風傷在膀胱也外病在營衛寒風傷在腎也外病在骨陰風傷在大腸也外病在胸脇北方隅時令與臟腑相合而相感也然而臟腑內虛八

風因得而中之邪之所湊其氣必虛非空言也少俞曰人有臟腑不虛而八風中之者又是何謂岐伯曰此暴風猝中不治而自愈也

陳士鐸曰八風之來皆外感也外感因于內召故治內而外邪自散若外自病者不必治之

太乙篇

風后問于岐伯曰八風可以占疾病之吉凶乎岐伯曰天人一理也可預占以斷之風后曰占之不驗何也岐伯曰有驗有不驗者人事之不同耳天未嘗不可占也風后曰請悉言之岐伯曰八風休咎無日無時不可占也如風從東方来寅卯辰時則順否則逆矣逆則病風從北方来申酉戌時則順否則逆矣逆則病風從南方来巳午未時則順否則逆矣逆則病風從北方来亥子丑時則順否則逆矣逆則病風后曰予聞古之占風也

多以太乙之日為主天師曰無日無時不可占也恐不可為訓予岐伯曰占風以太乙日决病所以驗不驗也風后曰舍太乙以占吉凶恐不驗更多耳岐伯曰公何以信太乙之深也風后曰太乙移日天必應之風雨風雨和則民安而病少風雨暴則民勞而病多太乙在冬至日有變占在君太乙在春分日有變占在相太乙在中宮日有變占在相吏太乙在秋分日有變占在將太乙在夏至日有變占在民所謂有變有太乙居五宮之日淂非常之風也各以其所主占之生吉剋凶多不爽

也岐伯曰請言風雨之暴風后曰暴風南方来其傷人也内舍于心外在脉其氣主熱暴風西南方来其傷人也内舍于脾外在肌其氣主弱暴風西方来其傷人也内舍于肺外在皮膚其氣主燥暴風西北方来其傷人也内舍于小腸外在手太陽脉〻絶則溢脉閉則結不通善暴死其氣主清暴風從北方来其傷人也内舍于腎外在骨與肩背之膂筋其氣主寒暴風東北方来其傷人也内舍于大腸外在兩脇腋骨下及肢節其氣主温暴風東方来其傷人也内舍于肝外在筋紐其氣主湿

暴風東南方来其傷人也内舍于胃外在肌肉其氣主重着言風而雨概之矣岐伯曰人見風輙病者豈皆太乙之移日乎執太乙以占風執八風以治病是泥于論風也夫百病皆始于風人之氣血虛餒風乘虛輙入矣何待太乙居宫哉

陳士鐸曰人病全不在太乙說得澹而有味

親陽親陰篇

風后問于岐伯曰風與寒異乎岐伯曰異也曰何異乎岐伯曰風者八風也寒者寒氣也雖風未有不寒者要之風各異也風后曰風與寒有異入人臟腑亦有異乎岐伯曰風入風府寒不入風府也風后曰其義何居岐伯曰風陽邪寒陰邪陽邪主降陰邪主升主降者由風府之穴而入自上而下也主升者不由風府由臍之穴而入自下而上也風后曰陰邪不從風府入從何穴而入乎岐伯曰風府之穴陽經之穴也臍之穴陰經之穴

也陽邪從陽而入故風入風門也陰邪從陰而入故寒入臍也陽親陽陰親陰此天地自然之道也風后曰風穴招風寒穴招寒風門風穴也宜風之入矣臍非寒穴也何寒從臍入乎岐伯曰臍非寒穴通于命門命門火旺則寒不能入命門火衰則腹内陰寒臍有不寒者乎陰寒之邪遂乘虚寒之隙奪臍而入矣奚論寒穴哉風后曰善

陳士鐸曰陽邪入風府陰邪入臍各有道路也

異傳篇

雷公問曰：各臟腑之病皆有死期，有一日即死者，有二三日死者，有四五日死者，有五六日至十餘日死者，可晰言之乎？岐伯曰：病有傳經不傳經之異，故死有先後也。雷公曰：請問傳經。岐伯曰：邪自外来，内入臟腑，必傳經也。雷公曰：請問不傳經。岐伯曰：正氣虛，自病則不傳經也。雷公曰：移寒移熱，即傳經之謂乎？岐伯曰：移即傳之義，然移緩傳急。雷公曰：何謂乎？岐伯曰：移者，臟腑自移；傳者，邪不欲在此腑，而傳之彼臟也。故移之勢緩而立傳之勢急而暴其能殺人則一也雷公曰其傳經救人若何岐伯曰邪入于心一日死邪入于肺三日傳于肝四日傳于脾五日傳于胃十日死邪入于肝三日傳于脾五日傳于胃十日傳于腎又三日邪散而愈否則死邪入于脾一日傳于胃二日傳于腎三日傳于膀胱十四日邪散而愈否則死邪入于胃五日傳于腎八日傳于膀胱又五日傳于小腸又二日傳于心則死邪入于腎三日傳于膀胱又三日傳于小腸又三日傳于心則死邪入于膀胱五日傳于腎又一日傳于小腸又一

日傳于心則死邪入于胆五日傳于肺又五日傳于腎入五日傳于心則死邪入于三焦一日傳于肝三日傳于心則死邪入于胞絡一日傳于胃二日傳于胆三日傳于脾四日傳于腎五日傳于肝不愈則再傳再傳不愈則死邪入于小腸一日傳于膀胱二日傳于腎三日傳于包絡四日傳于胃五日傳于脾六日傳于肺七日傳于肝八日傳于胆九日傳于三焦十日傳于大腸十一日復傳于腎如此再傳不已則死邪入于大腸一日傳于小腸二日傳于三焦三日傳于肺四日傳于脾五

日傳于肝六日傳于腎七日傳于心則死不傳心仍傳小腸則生也邪入于胆徃徃不傳故無死期可定然邪入于胆徃徃如見鬼神有三四日即死者此熱極自焚也雷公曰善

陳士鐸曰移緩傳急確有死期可定最說得妙

傷寒知變篇

雷公問曰傷寒一日巨陽受之何以頭項痛腰脊强也岐伯曰巨陽者足太陽也其脉起于目内眥上額交巔入絡腦還出别下項循肩膊内挾脊抵腰中寒邪必先入于足太陽之經邪入足太陽則太陽之經脉不通爲寒邪所據故頭項痛腰脊强也雷公曰二日陽明受之宜身熱目疼鼻乾不得卧矣而頭項痛腰脊强又何故歟岐伯曰此巨陽之餘邪未散也雷公曰太陽之邪未散宜不入陽明矣岐伯曰二日則陽明受之矣因邪留

恋太陽未全入陽明故頭項尚痛腰脊尚強非二日陽明之邪全不受也雷公曰三日少陽受之宜胸脇痛耳聾矣邪宜出陽明矣既不入少陽而頭項腰脊之痛與強仍未除者又何故歟岐伯曰此邪不欲傳少陽轉回于太陽也雷公曰邪傳少陽矣宜傳入于三陰之經何以三日之後太陽之症仍未除也岐伯曰陽經善變且太陽之邪與各經之邪不同各經之邪循經而入太陽之邪出入自如有入有不盡入也惟不盡入故雖六七日而其症未除耳甚至七日之後猶然頭項痛腰脊強

此太陽之邪乃原留之邪非從厥陰復出而傳之足太陽也雷公曰四日太陰受之腹滿嗌乾五日少陰受之口乾舌燥六日厥陰受之煩滿囊縮亦有不盡驗者何也岐伯曰陰經不变不變而變者邪過盛也雷公曰然則三陽三陰之經皆善變也變則不可以日數拘矣岐伯曰日數者言其常也公問者言其变也變而不失其常則變則可生否則死矣雷公曰兩感于寒者變乎岐伯曰兩感者越經之傳也非變也

陳士鐸曰傷寒之文世人不知讀此論人能悟否無

余治傷寒者不能悟也

傷寒同異篇

雷公問于岐伯曰：傷寒之病多矣，可悉言之乎？岐伯曰：傷寒有六，非冬傷于寒者，舉不得謂傷寒也。雷公曰：請言其異。岐伯曰：有中風，有中暑，有中熱，有中寒，有中湿，有中疫，其病皆與傷寒異。傷寒者，冬月感寒，邪入營衛，由腑而傳于臟也。雷公曰：暑熱之症感于夏，不感于三時，似非傷寒矣。風寒湿疫多感于冬日也，何以非傷寒乎？岐伯曰：百病皆起于風，四時之風，每直中于臟腑，非若傳經之寒，由淺而深入也。寒之中人，自在嚴寒，不由營衛直入臟腑是不從皮膚漸進非傳經之傷寒也水王于冬而冬日之濕反不深入以冬令收藏也他時則易感矣瘟疫無方四時均能中疫而冬疫常少二症俱不傳經皆非傷寒也雷公曰寒熱之不同也何熱病亦謂之傷寒乎岐伯曰寒感于冬則寒必變熱熱變于冬則熱即為寒故三時之熱病不可謂寒冬日之熱病不可謂熱是以三時之熱病不傳經冬日之熱病必傳經也雷公曰熱病傳經乃傷寒之類也非正傷寒也何天師著素問有熱病傳經之文而傷寒反無之何也岐伯

曰類宜辯而正不必辯也知類即知正矣雷公曰善

陳士鐸曰傳寒必傳經斷在嚴寒之時非冬日傷寒

舉不可謂傷寒也辯得明說得出

風寒殊異篇

風后問于岐伯曰冬傷于寒與春傷于寒有異乎岐伯曰春傷于寒者風也非寒也風后曰風即寒也何異乎岐伯曰冬日之風則寒春日之風則溫寒傷深溫傷淺傷深者入少陽而傳裡傷淺者入少陽而出表故異也風后曰傳經乎岐伯曰傷冬日之風則傳傷春日之風則不傳也風后曰其不傳何也岐伯曰傷淺者傷在皮毛也皮毛屬肺故肺受之不若傷深者入于營衛也風后曰春傷于風頭痛鼻塞身亦發熱與冬傷于寒者何

無異也岐伯曰風入于肺鼻為之不利以鼻主肺也肺既受邪肺氣不宣失清肅之令必移邪而入于太陽矣膀胱畏邪堅閉其經水道失行水不下泄火乃炎上頭即痛矣夫頭乃陽之首也既為邪火所據則一身之真氣皆與邪爭而身乃熱矣風后曰肺為胃之子肺受邪宜胃来援何以邪入肺而悪熱口渴之症生豈生肺者轉来刑肺乎岐伯曰胃為肺之母見肺子之寒必以熱救之夫胃之熱心火生之也胃得心火之生則胃土過旺然助胃必尅肺矣火能刑金故因益而反損也風后

曰嘔吐者何也岐伯曰此風傷于太陰也風在地中土必震動水泉上溢則嘔吐矣散風而土自安也風后曰風邪入太陽頭痛何以有痛不痛之殊也岐伯曰肺不移風于太陽則不痛耳風后曰風不入于太陽頭即不痛乎岐伯曰肺通于鼻々通于腦風入于肺自能引風入腦而作頭痛肺氣旺則風入于肺而不上走于腦故不痛也風后曰春傷于風往來寒熱々結于裡何也岐伯曰冬寒入于太陽久則變寒春風入于太陽久則變熱々寒則動傳于臟熱則静結于腑寒在臟則陰與陽戰

而發熱々在腑則陽與陰戰而發寒隨臟腑之衰旺分寒熱之往来也風后曰傷風自汗何也岐伯曰傷寒之邪寒邪也傷風之邪風邪也寒邪入胃々惡寒而變熱風邪入胃々喜風而變温々則不大熱也得風以揚之火必外泄故汗出矣風后曰春傷于風下血譫語一似冬傷于寒之病何也岐伯曰此熱入血室非狂也傷于寒者熱自入于血室之中其熱重傷于風者風祛熱入于血室之内其熱輕也風后曰譫語而潮熱者何也岐伯曰其脉必滑者也風后曰何也岐伯曰風邪入胃々

中無痰則發大熱而譫語之聲高胃中有痰則發潮熱而譫語之聲低潮熱發譫語此痰也滑者痰之應也風后曰春傷于風發厥心下悸何也岐伯曰傷于寒者邪下行傷于風者邪上冲也寒乃陰邪陰則走下風乃陽邪陽則升上治寒邪先定厥後定悸治風邪先定悸後定厥不可悮也風后曰傷于風而發熱如見鬼者非狂乎岐伯曰狂乃實邪此乃虛邪也實邪從太陽來也邪熾而難遏虛邪從少陰來也邪旺而將衰實邪火逼心君而外出神不守于心也虛邪火引肝魂而外遊魄不

守于帥也風后曰何論之神乎吾無測師矣

陳士鐸曰風與寒殊故論亦殊人當細觀之

陰寒格陽篇

盤盂問于岐伯曰：大小便閉結不通，飲食輙吐，面赭唇焦，飲水亦嘔，脉又沉伏，此何症也？岐伯曰：腎虛寒盛，陰格陽也。盤盂曰：陰何以格陽乎？岐伯曰：腎，少陰經也，惡寒喜温，腎寒則陽無所附，升而不降矣。盤盂曰：其故何也？岐伯曰：腎中有水火存焉，火藏水中，水生火内，兩相根而兩相制也。邪入則水火相離而病生矣。盤盂曰：何邪而使之離乎？岐伯曰：寒熱之邪皆能離之，而寒邪為甚。寒感之輕，則腎中之虛陽上浮，不至格拒之至也。寒邪太盛拒絶過堅陽杜陰而力衰陰格陽而氣旺陽不敢居于下焦冲逆于上焦矣上焦冲逆水穀入喉安能下入于胃乎盤盂曰何以治之岐伯曰以熱治之盤盂曰陽宜陰折熱宜寒折今陽在上而作热不用寒反用熱不治陰反治陽豈別有義乎岐伯曰上熱者下逼之使熱也陽升者陰祛之使升也故上熱者下正寒也以陰寒折之轉害之矣故不若以陽熱之品順其性而從治之則陽回而陰且交散也盤盂曰善

陳士鐸曰陰勝必須陽折陽勝必須陰折皆從治之

法也

春温似疫篇

風后問于岐伯曰：春日之疫非感風邪成之乎？岐伯曰：疫非獨風也。春日之疫非風而何？風后曰：然則春温即春疫乎？岐伯曰：春疫非春温也。春温有方而春疫無方也。風后曰：春疫無方，何其疾之一似春温也？岐伯曰：春温有方，而時氣亂之，則有方者變而無方，故與疫氣正相同也。風后曰：同中有異乎？岐伯曰：疫氣熱中藏殺，時氣熱中藏生。風后曰：熱中藏生，何多死亡乎？岐伯曰：時氣者，不正之氣也。臓腑聞正氣而陰陽和，聞邪氣而陰

陽亂不正之氣即邪氣也故聞之而輒病轉相傳染也

風后曰聞邪氣而不病者又何故歟岐伯曰臟腑自和

邪不得而亂之也春温傳染亦臟腑之虛也風后曰臟

腑實而邪遠臟腑空而邪中不洵然乎

陳士鐸曰温似疫症不可謂温即是疫辯得明與

補瀉陰陽篇 九卷

雷公問于岐伯曰：人身陰陽分于氣血，内經詳之矣，請問其餘。岐伯曰：氣血之要，在氣血有餘不足而已。氣有餘則陽旺陰消，血不足則陰旺陽消。雷公曰：治之奈何？岐伯曰：陽旺陰消者，當補其血；陰旺陽消者，當補其氣。陽旺陰消者，宜瀉其氣；陰旺陽消者，宜瀉其血。無不足無有餘，則陰陽平矣。雷公曰：補血則陰旺陽消，不必再瀉其氣；補氣則陽旺陰消，不必重瀉其血也。岐伯曰：補血以生陰者，言其常補陰也；瀉氣以益陰者，言其暫瀉陽也補氣以助陽者言其常補陽也瀉血以救陽者言其暫瀉陰也故新病可瀉久病不可輕瀉也久病宜補新病不可純補也雷公曰治血必當理氣乎岐伯曰治氣亦宜理血也氣無形血有形無形生有形者變也有形生無形者常也雷公曰何謂也岐伯曰變治急常治緩勢急不可緩亟補氣以生血勢緩不可急徐補血以生氣雷公曰其故何也岐伯曰氣血兩相生長非氣能生血血不能生氣也第氣生血者其效速血生氣者其功遲宜急而亟者治失血之驟也宜緩而徐者治失血

之後也氣生血則血得氣而安無憂其沸騰也血生氣則氣得血而潤無虞其乾燥也苟血失補血則氣且脱矣血安補氣則血反動矣雷公曰善

陳士鐸曰氣血俱可補也當於補中尋其原不可一味呆補爲妙

善養篇

雷公問于岐伯曰春三月謂之發陳夏三月謂之蕃秀秋三月謂之容平冬三月謂之閉藏天師詳載四氣調神大論中然調四時則病不生不調四時則病必作所謂調四時者調陰陽之時令乎抑調人身陰陽之氣乎願晰言之岐伯曰明乎哉問也調陰陽之氣在人不在時也春三月調木氣也調木氣者順肝氣也夏三月調火氣也調火氣者順心氣也秋三月調金氣也調金氣者順肺氣也冬三月調水氣也調水氣者順腎氣也肝

氣不順逆春氣矣少陽之病應之心氣不順逆夏氣矣太陽之病應之肺氣不順逆秋氣矣太陰之病應之腎氣不順逆冬氣矣少陰之病應之四時之氣可不調乎調之實難以陰陽之氣不易調也故人多病耳雷公曰人既病矣何法療之岐伯曰人以胃氣為本四時失調致生疾病仍調其胃氣而已胃調脾自調矣脾調而肝心肺腎無不順矣雷公曰先時以養陰陽又何可不講乎岐伯曰陽根于陰陰根于陽養陽則取之陰也養陰則取之陽也以陽養陰以陰養陽貴養之于豫也何邪

能干乎閉目塞兑内觀心腎養陽則漱津送入心也養陰則漱津送入腎也無他異法也雷公曰善天老問曰陰陽不違背而人無病養陽養陰之法止調心腎乎岐伯曰内經一書皆養陽養陰之法也天老曰陰陽之變遷不常養陰養陽之法又烏可執哉岐伯曰公言何善乎奇恒之病必用奇恒之法療之豫調心腎養陰陽于無病時也然而病急不可緩病緩不可急亦視病如何耳故不宜汗而不汗所以養陽也宜汗而急汗之亦所以養陽也不宜下而不下所以養陰也宜下而大下之

亦所以養陰也豈養陽養陰專尚補而不尚攻乎用攻于補之中正善于攻也用補于攻之内正善于補也攻補兼施養陽而不損于陰養陰而不損于陽庶幾善于養陰陽者乎天老曰善

陳士鐸曰善養一篇俱非泛然之論不可輕用攻補也

亡陽亡陰篇

鳥師問岐伯曰人汗出不已皆亡陽也岐伯曰汗出不已非盡亡陽也鳥師曰汗症未有非熱也熱病即陽病矣天師謂非陽何也岐伯曰熱極則陽氣難固故汗泄亡陽溺屬陰汗屬陽陽之外泄非亡陽而何謂非盡亡陽者以陽根于陰也陽之外泄由于陰之不守也陰守其職則陽根于陰陽不能外泄也陰失其職則陰欲自顧不能又何能攝陽氣之散亡乎故陽亡本于陰之先亡也鳥師曰陰亡則陰且先脫何待陽亡而死乎岐伯

曰陰陽相根無寸晷之離也陰亡而陽隨之即亡故陽亡即陰亡也何分先後乎烏師曰陰陽同亡宜陰陽之共救矣乃救陽則汗收而可生救陰則汗止而難活又何故乎岐伯曰陰生陽則緩陽生陰則速救陰而陽之絕不能遽回救陽而陰之絕可以驟復故救陰不若救陽也雖然陰陽何可離也救陽之中附以救陰之法則陽回而陰亦自復也烏師曰陰陽之亡非旦夕之故也曷不于未亡之前先治之岐天師曰大哉言乎亡陰亡陽之症皆腎中水火之虛也陽虛補火以生水陰虛補

水以制火可免两亡矣鳥師曰善

陳士鐸曰陰陽之亡由于陰陽之两不可守也陽攝於陰々攝於陽本于水火之虚々則亡又何疑哉

晝夜輕重篇

雷公問于岐伯曰：晝夜可辨病之輕重乎？岐伯曰：病有重輕，宜從晝夜辨之。雷公曰：辨之維何？岐伯曰：陽病晝重陰病晝輕，陽病夜輕陰病夜重。雷公曰：何謂也？岐伯曰：晝重夜輕，陽氣旺于晝衰于夜也；晝輕夜重，陰氣旺于夜衰于晝也。雷公曰：陽病晝輕，陰病夜輕，何故乎？岐伯曰：此陰陽之氣虛也。雷公曰：請顯言之。岐伯曰：陽病晝重夜輕，此陽氣與病氣交旺，陽氣未衰也，正與邪鬭尚有力也，故晝反重耳。夜則陽衰矣，陽衰不與邪鬭，邪亦不與正鬪故夜反輕耳陰病晝輕夜重此陰氣與病氣交旺陰氣未衰也正與邪爭尚有力也故夜反重耳晝則陰衰矣陰衰不敢與邪爭邪亦不與陰爭故晝反輕耳雷公曰邪既不與正相戰宜邪之退舍矣病猶不瘥何也岐伯曰重乃真重輕乃假輕假輕者視之輕而實重邪且重入矣烏可退哉且輕重無常或晝重夜亦重或晝輕夜亦輕或時重時輕此陰陽之無定晝夜之難拘也雷公曰然則何以施療乎岐伯曰晝重夜輕者助陽氣以祛邪晝輕夜重者助陰氣以祛邪皆不可專

袪其邪也晝夜俱重晝夜俱輕與時重時輕峻于補陰

佐以補陽又不可泥于補陽而專于袪邪也

陳士鐸曰晝夜之間輕重自別

解陽解陰篇

奢龍問于岐伯曰陽病解于戌陰病解于寅何也岐伯曰陽病解于戌者解于陰也陰病解于寅者解于陽也然解于戌者不始于戌解于寅者不始于寅不始于戌者由寅始之也不始于寅者由亥始之也解于戌而始于寅非解于陰乃解于陽也解于寅而始于亥非解于陽乃解于陰也奢龍曰陽解于陽陰解于陰其義何也岐伯曰十二經均有氣王之時氣王則解也奢龍曰十二經之王氣可得聞乎岐伯曰少陽之氣王寅卯辰太

陽之氣王巳午未陽明之氣王申酉戌太陰之氣王亥子丑少寅之氣王子丑寅厥陰之氣王丑寅卯也奢龍曰少陰之王何與各經殊乎岐伯曰少陰者腎水也水中藏火火者陽也子時一陽生丑時二陽生寅時三陽生陽進則陰退故陰病遇子丑寅而解者解于陽也奢龍曰少陰解于陽非解于陰矣岐伯曰天一生水子時水生即是王地故少陰遇子而漸解也奢龍曰少陽之解始于寅卯少陰厥陰之解終于寅卯又何也岐伯曰寅為生人之首卯為天地門戶始于寅卯者陽得初之

氣也終于寅卯此陰淨終之氣也奢龍曰三陽之時王各王三時三陰之時王連王三時又何也岐伯曰陽行健其道長故各王其時陰行鈍其道促故連王其時也奢龍曰陽病解于夜半陰病解于日中豈陽解于陽陰解于陰乎岐伯曰夜半以前者陰也夜半以後者陽也日中以後者陰也日中以前者陽也陽病必于陽王之時先現解之機至夜半而盡解也陰病必于陰王之時先現解之兆至日中而盡解也雖陽解于陽實陽浮陰之氣也雖陰解于陰實陰浮陽之氣也此陽根陰陰根

陽之義耳眘龍曰善

陳士鐸曰陽解于陰〻解於陽自有至義非泛說也

真假疑似篇

雷公問曰：病有真假，公言之矣，真中之假，假中之真，未言也。岐伯曰：寒熱虛實盡之。雷公曰：寒熱若何？岐伯曰：寒乃假寒，熱乃真熱，内熱之極，外現假寒之象，此心火之亢也。火極似水，治以寒則解矣。熱乃假熱，寒乃真寒，下寒之至，上發假熱之形，此腎火之微也。水極似火，治以熱則解矣。雷公曰：虛實若何？岐伯曰：虛乃真虛，實乃假實，清肅之令不行，飲食難化，上越中滿，此脾胃假實，肺氣真虛也。補虛則實消矣。實乃真實，虛乃假虛，疎泄之氣不通風邪相侵外發寒熱此肺氣假虛肝氣真實也治實則虛失矣雷公曰盡此乎岐伯曰未也有時實時虛時寒時熱狀真非真狀假非假此陰陽之變水火之絕也雷公曰然則何以治之岐伯曰治之早則生治之遲則死雷公曰將何法早治之岐伯曰救胃腎之氣則絕者不絕變者不變也雷公曰水火各有其假而火尤難辨柰何岐伯曰真火每現假寒假火每現真熱辨之有法也真熱者陽症也真熱現假寒者陽症似陰也此外寒內熱耳真寒者陰症也真寒現假熱者陰症

似陽也此外熱內寒耳雷公曰外寒內熱外熱內寒水火終何以辨之岐伯曰外寒內熱者真水之虧邪氣之勝也外熱內寒者真火之虧正氣之虛也真水真火腎中水火也腎火得腎水以相資則火為真火熱為真熱腎火離腎水以相制則火為假火熱成假熱矣辨真辨假以外水試之真熱得水則解假熱得水則逆也雷公曰治法若何岐伯曰補其水則假火自解矣雷公曰假熱之症用熱劑而痊者何也岐伯曰腎中之火喜陰水相濟亦喜陰火相引滋其水矣用火引之則假火易藏

非舍水竟用火也。雷公曰：請言治火之法。岐伯曰：補真水則真火亦解也。雖然治火又不可純補水也，祛熱于補水之中，則假破真現矣。雷公曰：善。

陳士鐸曰：不悟真，何知假？不悟假，何知真？真假之間，亦水火之分也。識破水火之真假，則真假何難辨哉。

從逆窺源篇

應龍問曰：病有真假，症有從逆，予知之矣，但何以辨其真假也？岐伯曰：寒熱之症，氣順者多真，氣逆者多假。凡氣逆者，皆假寒假熱也。知其假，無難治真矣。應龍曰：請問氣逆者何症也？岐伯曰：真陰之虛也。應龍曰：真陰之虛，何遂成氣逆乎？岐伯曰：真陰者，腎水也。腎水之中有火存焉，火得水而伏，火失水而飛。凡氣逆之症，皆陰水不能制陰火也。應龍曰：予聞陰陽則兩相配也，未聞陰與陰而亦合也。岐伯曰：人身之火不同，有陰火、陽火，陽火淂陰水而制者陰陽之順也陰火淂陰水而伏者陰陽之逆也應龍曰陰陽逆矣何以伏之岐伯曰此五行之顛倒也逆而伏者正順而制之也應龍曰此則龍之所不識也岐伯曰腎有兩岐水火藏其内無火而水不生無水而火不長不可離也火在水中故稱陰火其實水火自分陰陽也應龍曰陰火善逆陰水亦易逆何故岐伯曰此正顯水火之不可離也火離水而逆水離火而亦逆也應龍曰水火相離者又何故歟岐伯曰人節慾少而縱慾多過泄其精則陰水虧矣水虧則火旺水

不能制火而火逆矣應龍曰泄精損水宜火旺不宜火衰也何火有時而寒乎岐伯曰火在水中水泄而火亦泄也泄久則陰火虧矣火虧則水寒火不能生水而水逆也故治氣逆者皆以補腎為主水虧致火逆者補腎則逆氣自安火虧致水逆者補腎而逆氣亦安應龍曰不足宜補有餘宜瀉亦其常也何治腎之水火不尚瀉尚補乎岐伯曰腎中水火各臟腑之所取資也故可補不可瀉而水尤不可瀉也各臟腑有火無水皆腎水滋之一瀉水則各臟腑立槁矣氣逆之症雖有水火之分

而水虧者多也故水虧者補水而火虧者亦必補水蓋水旺則火衰水生則火長也應龍曰補水而火不衰補水而水不長又奈何岐伯曰補水以衰火者益水之藥宜重補水以長火者益水之藥宜輕也應龍曰善

陳士鐸曰人身之逆全在腎水之不足故補逆必須補水水足而逆者不逆也

移寒篇

應龍問曰腎移寒于脾〻移寒于肝〻移寒于心〻移寒于肺〻移寒于腎此五臟之移寒也脾移熱于肝〻移熱于心〻移熱于肺〻移熱于腎〻移熱于脾此五臟之移熱也五臟有寒熱之移六腑有移熱無移寒何也岐伯曰五臟之五行正也六腑之五行副也五臟受邪獨當其勝六腑受邪分受其殃且臟腑之病熱居什之八寒居什之二也寒易回陽熱難生陰故熱非一傳而可止臟傳未已又傳諸腑〻又相傳寒則得溫而解

在臟有不再傳者臟不遍傳何至再傳于腑乎此六腑
所以無移寒之證也應龍曰寒不移于腑獨不移于臟
乎岐伯曰寒入于腑而傳于腑甚則傳于臟此邪之自
傳也非移寒之謂也應龍曰移之義若何岐伯曰本經
受寒虛不能受移之于他臟腑此邪不欲去而去之嫁
其禍也應龍曰善

陳士鐸曰六腑有移熱而無移寒以寒之不移也獨
說得妙非無微之文

寒熱舒肝篇

雷公問曰病有寒熱皆成于外邪乎岐伯曰寒熱不盡由于外邪也雷公曰斯何故歟岐伯曰其故在肝〻喜疎泄不喜閉藏肝氣鬱而不宣則胆氣亦隨之而鬱胆木氣鬱何以生心火乎故心之氣亦鬱也心氣鬱則火不遂其炎上之性何以生脾胃之土乎土無火養則土為寒土無發生之氣矣肺金無土氣之生則其金不剛安有清肅之氣乎木寡于畏反剋脾胃之土〻欲發舒而不能土木相刑彼此相角作寒作熱之病成矣正未

嘗有外邪之干乃五臟之鬱氣自病徒攻其寒而熱益盛徒解其熱而寒益猛也雷公曰合五臟以治之何如

岐伯曰舒肝木之鬱諸鬱盡舒矣

陳士鐸曰五鬱發寒熱不止木鬱也而解鬱之法獨責於木以木鬱解而金土水火之鬱盡解故解五鬱惟尚解木鬱也不必逐經解之

嘉慶弍拾年　　靜樂堂書